Carta a mis ovarios

MARÍA REQUEJO

Carta a mis ovarios

Conoce tu cuerpo para cuidarlo mejor

Grijalbo

Papel certificado por el Forest Stewardship Council®

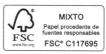

MIXTO
Papel procedente de
fuentes responsables
FSC
www.fsc.org
FSC® C117695

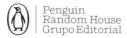

Penguin
Random House
Grupo Editorial

Primera edición: abril de 2022

© 2022, María Requejo
© 2022, Penguin Random House Grupo Editorial, S.A.U.
Travessera de Gràcia, 47-49. 08021 Barcelona

Printed in Spain – Impreso en España

Ilustraciones de la cubierta e interior: Laura Vogiatzis
Diseño de la cubierta: Penguin Random House Grupo Editorial / David Ayuso

ISBN: 978-84-18055-40-9
Depósito legal: B-3049-2022

Compuesto en Fotocomposición gama, sl
Impreso en Gómez Aparicio, S.A.
Casarrubuelos, Madrid

DO 55409

A todas y cada una de las mujeres que habitan este mundo
A las que amaron, aman o amarán su naturaleza cíclica

Índice

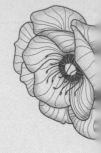

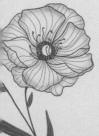

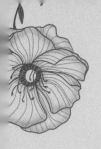

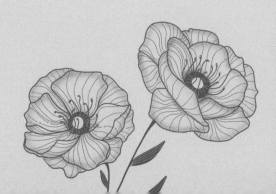

Prólogo

Si tuviera que destacar algo de María, sería su honestidad, además de su exquisita sensibilidad, bondad y valentía. Y cuando digo honestidad no solo me refiero a que es buena persona (que lo es), sino también a su honestidad profesional. Primero hizo su propio camino tomando la responsabilidad y el reto de ayudarse a sí misma a través del autoconocimiento y, después de todo lo estudiado, vivido y aprendido, ha ayudado a cientos de mujeres a través de su labor divulgativa y sus consultas, ofreciendo los conocimientos más actualizados disponibles para que puedan mejorar su salud hormonal a través de la alimentación y el autocuidado. Y todo lo hace con un amor y entrega que la convierten en una persona increíblemente maravillosa. Cuando la conocí divulgaba su conocimiento altruistamente, no se ganaba la vida con ello, todo lo regalaba. Esto dice mucho de cómo es ella. Un día oí decir a alguien que la persona verdaderamente emprendedora es aquella que consigue profesionalizar su pasión. Pues bien, ella es un buen ejemplo de ello.

Conocí a María a través de las redes sociales hace ya varios años tras escribir unos artículos en mi blog sobre el síndrome de los ovarios poliquísticos. Enseguida se puso en contacto conmigo y lo primero que me dijo fue: «No me puedo creer que una ginecóloga comprenda que en el síndrome de los ovarios poliquísticos sea tan importante la alimentación y los hábitos de vida». Cuál fue mi sorpresa al descubrir que compartíamos la misma pasión por la divulgación y la misma forma de entender, no solo este trastorno hormonal, sino la salud en general.

Las dos entendemos la salud y la enfermedad desde una perspectiva global, donde se abren nuevos paradigmas que hacen necesaria una visión más integrativa, muy lejos de dividir al cuerpo en partes inconexas o de tratar solo los síntomas que conforman la punta del iceberg. Por suerte, cada vez somos más las que queremos ir más allá de los síntomas, que queremos ir a la raíz del problema. Éramos (y seguimos siendo) muy conscientes de que todo lo relacionado con la nutrición y el autocuidado todavía se mira desde algunos sectores profesionales como si de pseudociencia se tratara. Por desgracia, sigue estando muy presente la patologización de los procesos sexuales y reproductivos de las mujeres con la consiguiente medicalización de la vida.

Con María siempre hemos compartido la misma indignación con esta forma tan reduccionista y pobre de ver la salud, pero nada de esto ha minado nuestra motivación para seguir estudiando y divulgando. Hemos compartido largas y enriquecedoras conversaciones, colaboramos profesionalmente la una con la otra y, como no podía ser de otro modo, de toda esta pasión que compartimos por la salud femenina surgió nuestra bonita amistad.

Este libro será todo un éxito, no me cabe duda, porque combina todos los ingredientes para que así sea: una lectura comprensible donde la ciencia, el arte y el humanismo van de la mano, y donde se ofrece todo lo que cualquier mujer necesita para conocerse mejor. Un imprescindible para derribar los mitos que rodean a la ciclicidad femenina y devolver a cada mujer su poder para que pueda tomar las riendas de su propia salud. Porque, señoras y señores, las mujeres no somos una bomba de hormonas a punto de estallar, no somos unas inestables, flojas o locas. Simplemente somos cíclicas y, cuando se producen fallas en este complejo baile hormonal, podemos abordarlo desde otra perspectiva que comprenderás mucho mejor cuando leas este libro.

Gracias, María, por ser como eres, por tu generosidad y tu bondad. Es un honor que me hayas pedido escribir el prólogo de esta preciosa obra que has creado. Una joya que brillará con luz propia, como tú.

MIRIAM AL ADIB MENDIRI

Ginecóloga un poquito rebelde,
escritora y divulgadora
www.miriamginecologia.com

Carta a mis ovarios

Queridos, a la par que tantas veces olvidados, ovarios:

Si tuvierais voz, podría darme por maldecida en múltiples ocasiones hasta perder la cuenta. Una vez más, se cumple aquello de que las cosas que no se ven son menos apreciadas.

Pues bien, parece ser —y de esto me di cuenta no hace mucho— que, a pesar de tener el tamaño de una nuez, podéis poner patas arriba todo mi mundo al menor descuido. Y aquí se pone de manifiesto el «no por ser pequeño eres menos importante». Si no que se lo digan a la hipófisis que, con medio gramo y diez milímetros, dirige toda la orquesta del sistema endocrino. ¡Un guisante poderoso!

Con el paso del tiempo, una pizca de madurez y ganas de conocimiento, te acabas dando cuenta de que, dentro de ti, pasan cosas. ¡Qué locura! Cuántos años viviendo en mi casa sin conocerla. Cuánta sinergia infravalorada. Qué potencial escondido y qué atrevida es la ignorancia.

He sido una experta apagando sistemas, como quien aprieta el botón «mute» en el mando del televisor cuando no te interesa lo que oyes. Esto se puede hacer unas cuantas veces... hasta que empiezan a saltar otras alarmas que te ves obligada a escuchar por mucho que intentes taparte los oídos. Ante ellas solo tienes dos opciones: actuar o seguir sobreviviendo como buenamente puedas.

Me acojo al «más vale tarde que nunca» después de tomar conciencia de mi piloto automático. Sabiendo que más allá de la función reproductiva, vuestras funciones, mis queridos ovarios, son esenciales en mi día a día, la perspectiva cambia. Es entonces cuando, haciendo memoria, comprendo el berenjenal en el que me he metido yo sola, entorpeciendo y boicoteando durante años un equilibrio que necesito y valoro como nunca antes.

Aquí sucedieron dos cosas: por una parte, el absoluto desconocimiento y, por otra, el panorama del mundo en el que vivimos. Disculpadme, pero es que todo parecía estar en contra. Productos llamados alimentos, que en nada se asemejan a la comida para humanos, colocados estratégicamente en las estanterías de los supermercados, llamándome a gritos. Un ambiente estresado, de idas y venidas con prisa, de llegar a todo porque sí. Sustancias químicas hasta en el aire que respiramos, de esas que se cuelan e imitan a nuestras hormonas, capaces de alterar el equilibrio... Sí, ya sé, puedo seguir inventando excusas.

No quiero pensar en el «y si...» utópico porque no voy a volver atrás ni lo pretendo. Sencillamente plasmo en palabras y en papel la necesidad de comunicarme con vosotros tras un proceso de autoconocimiento que puse en marcha una mañana de septiembre, de aquellas en las que te despiertas con cierta inspiración y ganas de cambiar las cosas. Demasiado tiempo en silencio, dormidos, en pausa... por creencias erróneas y falsas, presuponiendo que no sabríais funcionar correctamente sin una pastilla mágica. Demasiado tiempo sin vivir una ciclicidad que es inherente al cuerpo femenino.

Con respeto, consciencia y autocuidado, en vuestro honor y con agradecimiento desde aquel momento y lugar donde despertó en mí la frase que llevo tatuada en la memoria:

«Mi cuerpo tiene que ser capaz de funcionar solo».

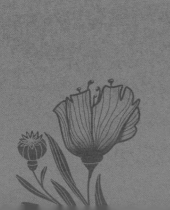

Introducción

—Mari Pili ya es mujer —dijo mi abuela entre susurros una tarde de un año cualquiera.

Y no sería ni la primera ni la última vez en la que se pronunciarían palabras similares en casa de mis abuelos, en aquel tono tan cargado de ocultismo y tan lejos de la realidad. ¡Ay, abuela! ¡Cómo nos hemos complicado la vida con estas cosas y cómo, a pesar de los años, aún seguimos haciéndolo!

Y aunque por entonces yo todavía no era ni un proyecto, soy capaz de imaginarme la situación como si la hubiera vivido en mis propias carnes. Menudo susto el de mi madre, entre el acontecimiento en sí y la carga impuesta por sorpresa si tenemos en cuenta el sentido que entonces tenía «ser mujer».

El sermón consistía en que debía tener cuidado por si, por un casual, se quedaba embarazada. Eso sí, el cómo se quedaba embarazada una no se tenía en cuenta en la explicación. Sí, a mí también me resultó gracioso cuando me lo contaron, pero después me di cuenta de que el desconocimiento sigue latente. Porque hoy seguimos teniendo lagunas, aunque no sean las mismas.

También recuerdo la anécdota con mi mejor amiga de la infancia, que fue capaz de ocultarme que menstruaba durante dos años hasta que yo, algo tardía, no me uní al club. Hablamos con vergüenza, a veces incluso con angustia, sobre algo tan natural como respirar.

Hablo por mí y hablo por todas cuando digo que he vivido muchos años en un cuerpo desconocido. Años sin tener ni idea de todo aquello que acontecía, que no es poco, dentro de mi casa. No me gusta hacer distinciones de género, pero por una cuestión fisiológica y hormonal, convivimos con un sube y baja que nos afecta. Y está bien, ¡está muy bien!, cuando lo vives conscientemente.

Creo que cuando comenzamos a conocernos es difícil negar que tenemos un tesoro entre manos. Es probable que hayamos renegado, odiado y maldecido en algún momento nuestra ciclicidad, pero en la vida suceden cosas que, de algún modo, nos obligan a vivir la experiencia del autoconocimiento. Un camino revelador en todos los aspectos. Y ya no hablamos solo de ciclos y menstruaciones, sino de salud, algo que va más allá de la ausencia de enfermedad. Para alcanzar un estado completo de bienestar tenemos que adentrarnos en la unidad cuerpo-mente, entender que no hay casualidades, sino causalidades y que, innegablemente, todo está conectado.

En este pequeño pero intenso viaje, que comienza un par de páginas más adelante, pretendo explicar de forma fácil y amena cómo dejar de interferir con el equilibrio hormonal que, por naturaleza, llevamos intrínseco. Y también cómo cuidarlo y mantenerlo. Quiero mostrarte que es posible restaurar tu propio equilibrio y que no es tan difícil como crees ahora.

Espero y deseo que comprendas que la manera de abordar cualquier problema hormonal pasa por un viaje al origen de todo y continúa por un abordaje integrativo, utilizando las mejores herramientas que tenemos: la nutrición, el estilo de vida y la gestión emocional.

Una vez que conozcas el funcionamiento de tus hormonas y te familiarices con ellas, sabrás lo que necesitas hacer en cada momento para que tu cuerpo funcione como mejor sabe. Y es que cuando nos sentimos bien, tenemos la energía suficiente como para crear la vida que queremos. Este manual no pretende ser una píldora mágica, sino un punto de inicio.

Desvelo el que ha sido mi propio camino de autoconocimiento, con la perspectiva de una mujer como tú, tal y como me habría gustado que me lo contaran. Y doy voz a algunas de las mujeres que he conocido, para que no tengas que sentirte sola, menos mujer o menos persona; para que, quizá, consideres hablar más y esconder menos.

Para que, si llegas hasta el final, sientas la necesidad de escribir tu propia carta a tus ovarios.

Una mujer debe ser dos cosas:
quien ella quiera y lo que ella quiera.

COCO CHANEL

PARTE I

Encantada de conocerme
[Conocer]

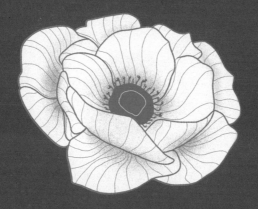

El conocimiento por sí solo no implica comprensión, pero si existe un camino para comprender, ese es el conocimiento.

Y todas las mujeres deberíamos intentar conocernos.

Esta es una de las muchas frases que recopilo de las consultas. Frases que me inspiran y que necesito guardar como oro en paño, pues en ocasiones una no sabe quién enseña más a quién, si el terapeuta a la persona que tiene enfrente o al revés.

Creo que estamos viviendo una epidemia silenciosa. Una epidemia que sucede entre mujeres de todas partes del mundo. Estamos perdiendo el equilibrio, nuestro equilibrio. Cada vez son más las mujeres que sufren síndrome de ovario poliquístico, endometriosis, fibromas, periodos abundantes y dolorosos, amenorrea, ciclos irregulares y problemas suprarrenales.

La dieta y el estilo de vida actuales están repercutiendo indiscutiblemente en nuestra salud hormonal y reproductiva, desde la adolescencia hasta la menopausia. Además, tenemos cierta tendencia, cada vez más marcada, a querer encontrar soluciones fáciles y rápidas y, sin querer, caemos en los parches

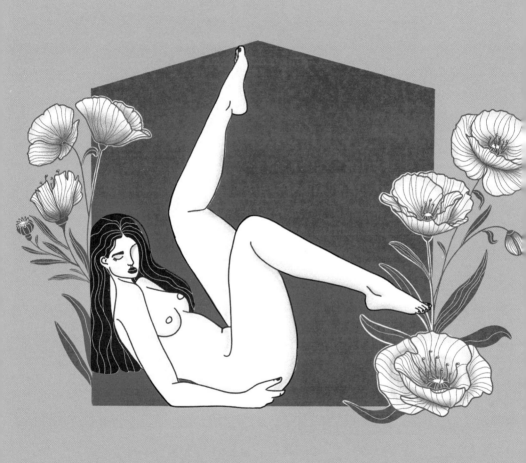

temporales, que lejos de ser la solución, muchas veces agravan la situación inicial o la cronifican.

No perdamos el norte, quizá estamos buscando respuestas en el lugar equivocado. Quizá lo primero que deberíamos hacer es empezar a conocernos, aprender cómo funcionamos y vivir en conexión con nuestro cuerpo y nuestras hormonas.

Conocer la casa en la que vives, para que no te sigan pasando cosas que no sabes identificar, para que puedas ser parte activa de las soluciones en vez de una marioneta peregrina y coleccionista de visitas en diferentes consultas con destino a ninguna parte. Quédate con esto: nadie podrá conocerte mejor que tú misma.

Una orquesta tocando para mí

Muchas personas pasan su vida intentando alcanzar la perfección, ya sea consciente o inconscientemente. Puede que estemos buscando fuera lo que ya tenemos dentro, porque todos llegamos a este mundo dotados de la máquina más perfecta, eficiente y mejor construida: nuestro cuerpo.

Todos los días nos miramos al espejo de manera superficial, vemos solo una imagen, pasando por alto que somos la suma de millones de células. Esos millones de células unidas dan lugar a los tejidos. Los tejidos forman órganos. Los órganos forman sistemas y todos los sistemas unidos son lo que conocemos como cuerpo humano. Este traje que llevamos puesto, nuestra máquina perfecta, está calibrado para la conservación de la «homeostasis» (o equilibrio) a través del trabajo conjunto de sus diferentes sistemas. De entre todos los sistemas, hay uno en particular al que tenemos que prestar especial atención: el sistema endocrino. Complejo a la par que perfecto y armónico, es la primera pieza del puzle para poder comprender y cuidar nuestro equilibrio hormonal. En esta orquesta perfectamente planificada existen glándulas que fabrican hormonas. Las hormonas son los mensajeros químicos del organismo que trasportan información e instrucciones de un conjunto de células a otro en su propio idioma.

El hipotálamo es el centro de control que se comunica con la hipófisis, la cual se encarga de llevar el mensaje a las demás glándulas y órganos —tiroides, paratiroides, páncreas, glándulas suprarrenales y ovarios— usando cada una de las diferentes hormonas para hablar en su idioma: hormona estimulante de la tiroides (TSH) para comunicarse con la tiroides, hormona paratiroidea (PTH) para las glándulas paratiroides, hormona adrenocorticotrópica (ACTH) para hablar con las glándulas suprarrenales y hormona foliculoestimulante (FSH) y hormona luteinizante (LH) para comunicarse con los ovarios.

A su vez, las glándulas objetivo que reciben el mensaje de la hipófisis liberan las hormonas que ellas producen. Glándulas y órganos funcionan juntos en equilibrio de tal forma que hay una cascada constante de hormonas fluyendo en tu cuerpo.

Tienes una orquesta tocando para ti,
sin descanso, déjala que suene y disfruta
de la melodía.

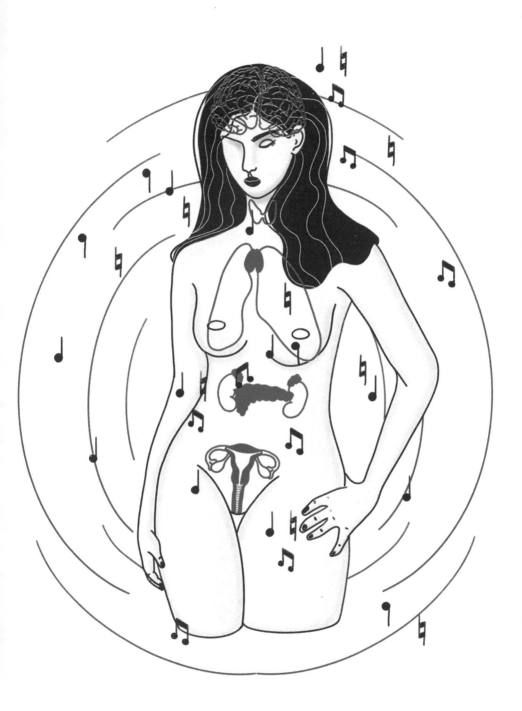

Hablando con mis hormonas

Hace algunos años, cuando me diagnosticaron síndrome de ovario poliquístico (SOP), el lenguaje hormonal me sonaba a chino. Salí de la consulta ginecológica con una etiqueta nueva y muchos parámetros con asterisco en mis análisis. Definiría mi sensación de entonces como de «estar a oscuras»; una historia que veo a diario repetida en cientos de mujeres.

Con el tiempo he comprendido que, para poner en orden las hormonas, el primer paso es conocerlas y aprender cómo funciona el sistema endocrino. De esta forma, podemos discernir qué opciones y acciones benefician a nuestras hormonas y cuáles suponen una amenaza.

Para que nuestras hormonas hagan su trabajo correctamente, necesitan trabajar en armonía. Si alguna de ellas está fuera de control, difícilmente podremos alcanzar el tan ansiado equilibrio. Y cuando existe un desequilibrio, aparece un síntoma; y después del primer síntoma, aparecen otros como un efecto dominó. Si los desequilibrios iniciales no se resuelven, podemos llegar a crear una condición crónica a medio/largo plazo.

Para que el ciclo menstrual tenga lugar, varias hormonas producidas en el cerebro y los ovarios trabajan en equipo. Ellas son: la FSH, la LH, el estrógeno y la progesterona. Siéntate un rato a charlar con ellas. Puede que descubras que no van por libre, que tú y tus circunstancias determinan, en parte, su manera de trabajar.

Hormona estimulante del folículo (FSH), «la animadora»:

Es producida por la hipófisis o glándula pituitaria que es del tamaño de un guisante. A la hipófisis se la conoce como «glándula maestra» o «glándula madre»; es decir, es pequeña pero matona.

La FSH se encuentra en ambos sexos, aunque su nombre deriva de la función que realiza en la mujer: estimular los folículos ováricos para que maduren los óvulos que se encuentran en su interior. Yo me la imagino como una «animadora de carreras».

¿Qué pasa si mis valores en la analítica están fuera de rango?

- **FSH baja:** puede deberse a pérdida de peso rápida, peso bajo, anorexia, hipogonadismo[1] o embarazo.

- **FSH alta:** se relaciona con baja reserva ovárica y menopausia.

En cualquier caso, los valores hormonales deben analizarse siempre en su conjunto para no sacar conclusiones erróneas. Recuerda: todo está conectado.

La secreción de FSH empieza con la llegada de la pubertad, momento en el que los ovarios maduran e inician su función. Esta hormona interviene en toda la regulación del ciclo menstrual:

---

1 Afección en la cual los testículos en los hombres y los ovarios en las mujeres producen pocas o ninguna hormona sexual.

comienza a secretarse al inicio de cada ciclo y su elevación promueve el crecimiento de los folículos. El equipo de folículos estimulados inicia la síntesis y la secreción de otra hormona, el estradiol (estrógeno), que actúa sobre la hipófisis y bloquea la producción de FSH. Solo uno de los folículos será capaz de sobrevivir a la caída de FSH, el dominante.

Cuando medimos la FSH en una analítica, necesitamos hacerlo al inicio del nuevo ciclo, concretamente se recomienda hacerlo en el día 3, momento en que las hormonas hipofisarias se encuentran en estado basal lo que permite comparar con valores de referencia.

Hormona luteinizante (LH), «la liberadora»

Junto con la FSH, la LH tiene la función de regular el sistema reproductor y endocrino en ambos sexos y también es producida por la hipófisis.

Se encuentra a niveles basales al inicio del ciclo menstrual y, a medida que aumentan los niveles de estrógeno por el desarrollo de los folículos ováricos y obtenemos el dominante listo para madurar, se activa la liberación continua de LH durante un periodo de entre 24-48 horas. Este pico de LH es el gran evento que desencadena la ovulación y también promueve la conversión del folículo en un cuerpo lúteo[2] que se va a encargar de producir progesterona para madurar el endometrio y permitir la implantación.

---

2   También conocido como cuerpo amarillo, el cuerpo lúteo es una estructura glandular de carácter cíclico y temporal que se desarrolla dentro del ovario en el momento en que se rompe un folículo para liberar el óvulo.

Al igual que la FSH, medimos la LH al inicio del ciclo, buscando niveles basales.

¿Qué pasa si mis valores en la analítica están fuera de rango?

- **LH baja:** hipogonadismo, amenorrea hipotalámica (ausencia de menstruación), hiperprolactinemia (niveles altos de prolactina, la hormona que estimula la producción de leche materna), desorden alimenticio.

- **LH alta:** menopausia precoz, hiperplasia suprarrenal congénita (trastorno genético que afecta a las glándulas suprarrenales), síndrome de ovario poliquístico.[3]

La FSH y la LH son como el dúo dinámico, conocidas también como gonadotropinas porque ejercen su función en las gónadas (ovarios y testículos). Serán nuestras hormonas esenciales en la regulación y el correcto funcionamiento de nuestros ciclos.

Estrógeno, «el regulador»

Para que exista sangrado necesitamos estrógeno, una de las principales hormonas sexuales femeninas. Existen cuatro tipos principales de estrógeno: Estrona (E1), Estradiol (E2), Estriol (E3) y Estetrol (E4). Cuando hablamos de ciclo menstrual y eta-

---

3 En casos de SOP, es habitual encontrar valores de LH que duplican la FSH.

pa reproductiva, nos referimos principalmente al estradiol, una hormona que liberan los folículos ováricos en pleno crecimiento; es el tipo de estrógeno más activo y el que tiene influencia en el ciclo menstrual. Como vimos antes, la liberación de estradiol bloquea la FSH, nuestra animadora, y a su vez, esta misma hormona se encarga de activar la liberación de LH para inducir la ovulación y de inhibirla una vez conseguida.

Por otro lado, el estradiol provoca el crecimiento del revestimiento uterino y tiene un montón de funciones más, desde controlar la pubertad hasta fortalecer los huesos. Tener demasiado o muy poco estrógeno puede causar una variedad de afecciones médicas diferentes, algo que, por desgracia, es demasiado común y veremos con más detalle más adelante.

Los estrógenos (estradiol) se encargan de controlar el ciclo menstrual y la ovulación durante toda la vida reproductiva gracias a su acción reguladora sobre la hipófisis.

¿Qué pasa si mis valores en la analítica están fuera de rango?

- **Estradiol bajo:** amenorrea hipotalámica, peso bajo, trastornos de alimentación, algunos casos de SOP, fallo ovárico prematuro, menopausia precoz.

- **Estradiol alto:** suele derivar de una combinación del aumento en su producción junto con una mala gestión de este (normalmente una combinación entre un exceso de actividad de la enzima que activa su producción —aromatasa— y vías de detoxificación alteradas).

Se pueden medir los niveles de estradiol en el mismo momento que las FSH/LH o, si sospechamos que hay un exceso, nos esperaremos a la semana postovulación. Este es un dato importante porque se suele indicar la medición a día 21 del ciclo, dando por hecho que la ovulación tendrá lugar a día 14, pero no somos relojes suizos. Cada mujer tiene que monitorizar sus ciclos, confirmar su ovulación y, a partir de aquí, contar 7 días para realizar la analítica.

Progesterona, «la mágica»

Se sintetiza principalmente en los ovarios y en la placenta en caso de embarazo. Comenzamos a producir progesterona desde la primera menstruación. Cuando el folículo ovárico roto se convierte en un bonito cuerpo lúteo, este será el encargado de secretar progesterona durante toda la fase lútea para ayudar a preparar el endometrio por si un embrión tiene a bien adherirse. Es muy curioso: estamos ante un pequeño órgano endocrino temporal que secreta hormonas. Si el óvulo no es fertilizado, la progesterona cae provocando la descamación del revestimiento uterino (menstruación).

La progesterona debe alcanzar su punto álgido en la mitad de la fase lútea, alrededor de los 6-8 días después de la ovulación, igual que el estradiol, de tal forma que podemos hacer la medición de ambas hormonas al mismo tiempo para interceptar un desequilibrio entre ellas.

La progesterona es una hormona con cierta «magia»; tiene un efecto calmante que nos ayuda a sentirnos más felices, apoya la salud cerebral y cognitiva, al sistema nervioso y mejora la calidad del sueño y la salud de la piel, entre otras cosas.

> ¿Qué pasa si mis valores en la analítica están fuera de rango?
>
> • **Progesterona baja:** estrés psicológico crónico, inflamación, problemas de tiroides, SOP, disbiosis intestinal (desequilibrio de la flora intestinal), colesterol bajo, ejercicio excesivo, peso bajo.
>
> • **Progesterona alta:** es poco frecuente y puede ser señal de hiperplasia suprarrenal congénita, algunos quistes y/o tumores ováricos.

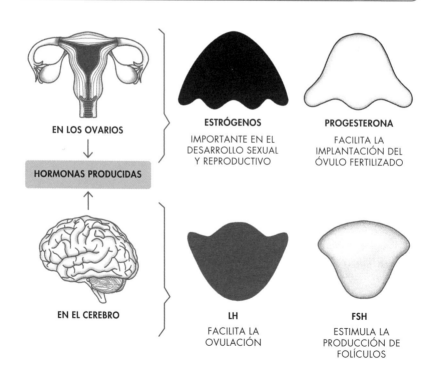

EN LOS OVARIOS

HORMONAS PRODUCIDAS

EN EL CEREBRO

ESTRÓGENOS
IMPORTANTE EN EL DESARROLLO SEXUAL Y REPRODUCTIVO

PROGESTERONA
FACILITA LA IMPLANTACIÓN DEL ÓVULO FERTILIZADO

LH
FACILITA LA OVULACIÓN

FSH
ESTIMULA LA PRODUCCIÓN DE FOLÍCULOS

Obtenemos la mayor parte de progesterona gracias a la ovulación. ¡Qué importante es ovular! Necesitamos hormona calmante, ¡mucha! Los niveles bajos de progesterona son un clásico de nuestra sociedad moderna, al igual que el exceso de estrógeno.

Naturalmente cíclica

A diferencia del masculino, el sistema reproductivo femenino conlleva cambios cíclicos regulares. Se trata de la mágica melodía de tu orquesta a todo volumen.

Alba llegó a mi consulta con una colección de años consumiendo la píldora anticonceptiva. Tantos que no recordaba el sonido de su melodía particular. No recordaba cómo era menstruar. Definió la sensación de su primer ciclo real postpíldora como el de una niña pequeña la primera vez que se ve reflejada en un espejo diciendo:

—¡Soy yo! ¡Soy yo!

Somos naturalmente cíclicas, forma parte de nuestra esencia. Ciclos menstruales, ciclos vitales. Menstruar implica de alguna manera una pérdida que es esencial, a su vez, para la regeneración. Es un proceso de autorenovación. En cada ciclo, tu cuerpo se prepara para un posible embarazo.

¿Qué significa exactamente ser cíclica? Que cada mes aproximadamente y, sin mitos de 28 días, pasamos por cuatro fases, una y otra vez, que comentaremos con detalle más adelante. Cuatro fases con sus correspondientes cambios hormonales, físicos y mentales. Y sí, todas nosotras pasamos por lo mismo, más o menos acusado.

Somos naturalmente cíclicas y naturalmente diferentes entre nosotras. Porque cada cuerpo y experiencia es única. Se pueden asemejar, pero la vivencia individual es distinta.

Hay mujeres que han aprendido a amar su ciclicidad, otras la maldicen y para algunas les es completamente indiferente. Creo que tanto el rechazo como la indiferencia derivan del desconocimiento y/o la desconexión con una misma. Esto explicaría la ilusión y emoción que experimentan las mujeres que han pasado por un periodo de amenorrea (ausencia de menstruación) cuando vuelven a menstruar porque, de alguna forma, se han visto obligadas por las circunstancias a emprender un camino de autocuidado y autoconocimiento.

También hay otro pequeño matiz: hay quien vive sus ciclos y quien los sufre. Se sufren porque molestan, porque impiden, porque a veces existe dolor asociado. Más allá de patologías severas, en la mayoría de los casos es un sufrimiento evitable que pasa por arreglar el instrumento desafinado para que la orquesta retome su melodía armoniosa.

Soy cuatro en una

La ciclicidad implica que vivamos diferentes fases en bucle. Si cada noche miras el cielo, verás que la luna es cambiante, como tú, como todas. La diferencia es que a ella nadie le dice nada.

Durante toda nuestra vida reproductiva, que comienza en la pubertad entre los 10 y los 16 años y termina en la menopausia a una edad promedio de 51 años, viviremos alrededor de 450 ciclos. Una cifra bastante considerable como para plantearse la intención de saber qué está pasando. Que vivir de espaldas a tu naturaleza no sea una opción.

La breve historia de cada ciclo comienza en el primer día de tu periodo, tu menstruación. Las amantes de la tecnología marcamos en la aplicación como día 1 de nuestro ciclo aquel en el que vemos la primera gota de sangre. Ese mismo día 1 del nuevo ciclo dará por finalizado el ciclo anterior.

Durante todo el ciclo viviremos con un baile hormonal interno que marcará dos fases bien definidas: folicular y lútea.

En la fase folicular, la orquesta toca con toda su potencia. Hay que montar una fiesta muy atractiva para unos invitados vip conocidos como espermatozoides. Pero... ¿y si no es mi intención? Da igual, tu cuerpo está diseñado para que así sea y los preparativos de la fiesta van a continuar hasta el final. En la fase lútea, comienza la recogida y posterior limpieza del patio. Los espermatozoides no se animaron a venir o no se les permitió entrar.

Si queremos entender por qué nos sentimos de una u otra manera según la fase que atravesemos, necesitamos conocer lo que está pasando detrás del escenario. Es un secreto a voces que nos cambia el humor, el ánimo, las ganas, el sueño. Va mucho más allá de un proceso explícitamente reproductivo, entre otras cosas, porque estamos en constante evolución.

Las hormonas sexuales —como los estrógenos, la progesterona y la testosterona— tienen una influencia significativa en el cerebro, el comportamiento y el funcionamiento cognitivo. Teniendo en cuenta que hoy en día vivimos en un mundo particularmente hostil en cuanto al equilibrio hormonal, se hace imprescindible conocer estos mecanismos para poner un poco de orden y poder vivir nuestras fases con relativa facilidad.

Cuando hablamos de ciclos menstruales, hablamos de un proceso fisiológico en el cual las fluctuaciones de las hormonas sexuales alteran el revestimiento del útero e impulsan la producción ovárica para que pueda ocurrir la reproducción. Esas fluctuaciones constantes podrían ser comparadas con las fases de la luna o las cuatro estaciones y sus correspondientes sensaciones físicas y emocionales.

FASES:

1. **Menstruación | Luna nueva | Invierno**
   El día 1 de tu ciclo es el primer día de tu menstruación y la progesterona cae drásticamente. Cuando esto sucede, se produce el desprendimiento del útero. Toca renovarse y lo haremos en rojo, en forma de sangre. Muchas mujeres sienten una sensación de alivio en esta fase, algo de

introversión, deseos de descanso y pausa de la rutina habitual.

2. **Folicular | Luna creciente | Primavera**
La glándula pituitaria comienza a liberar la hormona que conocemos como FSH o estimulante del folículo alentando la maduración de los folículos de uno de los ovarios. Los folículos contienen los óvulos y solo uno de ellos, «el elegido», madurará. Aquí es donde vemos el pico de LH, la hormona luteinizante encargada de que la ovulación suceda. En esta fase, que suele durar entre 7 y 10 días, estrógeno y testosterona están en aumento, dos hormonas que incrementan tu energía y estado de ánimo. Se acerca el día de la fiesta: te sentirás poderosa y sacarás tu mejor vestido del armario.

3. **Ovulatoria | Luna llena | Verano**
La fase más corta y más intensa. Solo 2 o 3 días, en plena celebración, el folículo elegido se abre, inspirado por el aumento de la LH, e inicia su camino al útero por la trompa de Falopio. Visualmente, las trompas me recuerdan a unos brazos abiertos que ponen sus manos en cada ovario, esperando que caiga el premio, efímero, con no más de 24 horas de vida. Los niveles de estrógeno y testosterona, en su punto más alto, mantienen tu vitalidad en el momento de máxima fertilidad y percibirás que tu libido despunta.

4. **Lútea | Luna menguante | Otoño**
Aquella en la que pueden suceder dos cosas: el comienzo de una nueva vida o el fin de un ciclo. Una vez liberado

el óvulo, el folículo se transforma en lo que conocemos como cuerpo lúteo con la misión de producir estrógeno y progesterona, una hormona inductora de calor que elevará la temperatura corporal durante el resto de la fase lútea. La progesterona también estimulará el crecimiento del revestimiento del útero preparándolo como futura casa del posible bebé. Si no hay fecundación, el cuerpo lúteo se desintegrará, causando la bajada de estrógeno y progesterona que dará lugar a tu siguiente menstruación. En esta fase, sentirás el efecto relajante y calmante de la progesterona, pero también puede ser tu momento más difícil, en el que tengas que convivir con un poco agradable síndrome premenstrual.

Conocer y aceptar los cambios de tu luna interior te permitirá hacer las paces con tu cuerpo, vivir con más armonía y aceptación. Porque para bien o para mal, eres cuatro en una. O cinco, o siete... Pero eres tú, persona cíclica, cambiante, única.

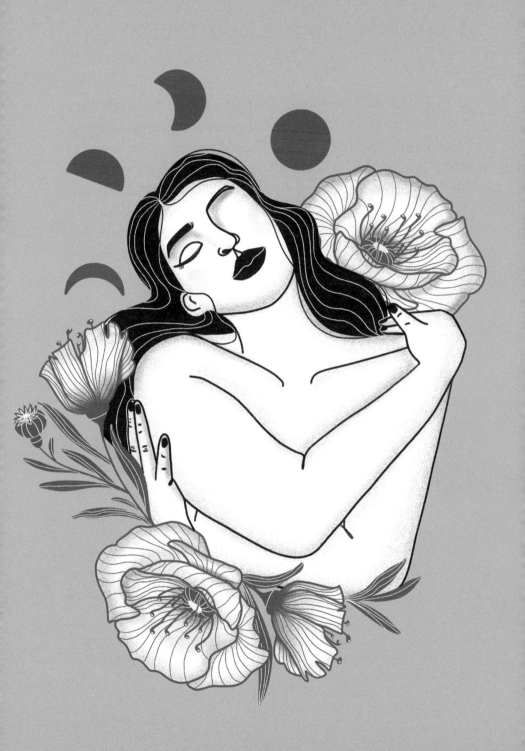

La menstruación es un signo vital

El ciclo menstrual ha sido reconocido como un signo vital que brinda información sobre la salud general de una mujer en todas sus edades. No estamos ante un simple sangrado mensual con el que tenemos que cargar durante toda nuestra etapa fértil. Ahora sabemos que va mucho más allá y que tiene la misma importancia que los demás signos vitales como el pulso, la tensión arterial, la frecuencia respiratoria o la temperatura corporal. A través de ellos podemos medir las funciones básicas del cuerpo y monitorizar, de algún modo, nuestra salud.

Podemos y debemos incluir en nuestra vida los ciclos menstruales para evaluar nuestro estado de salud y así lo recomienda el Colegio Americano de Obstetras y Ginecólogos.[4] Tenemos una poderosa herramienta para la evaluación del desarrollo normal y la exclusión de condiciones patológicas en adolescentes, así como un fiel reflejo de aquello que acontece en el cuerpo, incluso en la mente, de mujeres adultas en edad reproductiva. Por lo tanto, la única razón convincente que se me ocurre para no usarlo es el desconocimiento.

Tal y como hemos ido viendo, el ciclo menstrual es una secuencia de eventos coordinados armónicamente que involucra diversos órganos y sistemas. Tu orquesta personal, donde el hipotálamo y la hipófisis representan al sistema nervioso cen-

---

4   https://www.acog.org/clinical/clinical-guidance/committee-opinion/articles/2015/12/menstruation-in-girls-and-adolescents-using-the-menstrual-cycle-as-a-vital-sign

tral, el sistema endocrino como director de este proceso biológico y, por supuesto, los ovarios y el útero como protagonistas del sistema reproductor. Como dijo la doctora Paula Hillard, «el ciclo menstrual es una ventana a la salud general y el bienestar de las mujeres, y no solo un evento reproductivo».

La primera vez que sucede —«el estreno de la obra»— recibe el nombre de menarquia. Ocurre al finalizar la pubertad, cuando la compleja cascada de eventos hormonales es capaz de producir suficientes estrógenos como para promover la proliferación endometrial. El hecho de que llegue antes o después depende de varios factores. La edad promedio varía en función de cada país. Por ejemplo, en poblaciones urbanas desarrolladas se observa que la menarquia ocurre cada vez a edades más tempranas. Es un dato curioso que, en Haití, situado en el Caribe, la edad media de la primera menstruación es de 15,37 años, mientras que en España nos situamos en una media de 12,4 años. Con estos datos es difícil obviar que el inicio temprano de la pubertad tiene bastante que ver con factores ambientales, socioeconómicos y nutricionales.

Varios estudios han confirmado que un aumento en el índice de masa corporal durante la infancia está relacionado con un inicio temprano de la pubertad y menarquia. Así pues, la nutrición y el estilo de vida desde los primeros años jugarán un rol fundamental en la salud futura de la mujer.

Los parámetros de nuestro ciclo menstrual son una expresión tanto de salud como de desequilibrio. La naturópata Lara Briden le puso el apodo de «boletín mensual de salud», y es que observar las características del ciclo nos permite hacernos dueñas de nuestra salud, conocedoras de nuestros cuerpos y, por tanto, protagonistas de las modificaciones de nuestros hábitos con el fin de mantener el equilibrio.

Querida lectora: ojalá podamos cambiar las cosas y apostar por una educación menstrual desde edades tempranas.

Conectando con mi ciclo

Hay pacientes que son un auténtico regalo. Siempre podemos aprender de otras personas, pero hay algunas que nos marcan indiscutiblemente. Rescato un párrafo de un e-mail que recibí hace días, pues no se me ocurre mejor manera de abrir este apartado.

Mi mente y mi cuerpo se conocieron, se perdonaron y decidieron caminar juntos, dándome una lección que siempre tendré presente: hay que escucharse y tratarse con todo el amor del mundo. Mi sangre es mi mayor tesoro, mi quinto signo vital está aquí y yo cuidaré de él.

SAIOA

Escucharse es la clave. Y escucharse también incluye conectar y bailar en sincronía, donde nadie se pisa. Podemos monitorizar nuestro quinto signo vital con poco esfuerzo, con el objetivo de sacarle el partido que se merece. Un parte mensual de salud al que prestar atención cuando lo requiera, pero con un pequeño matiz: disfrutándolo.

Advertencia: antes de comenzar a observar el comportamiento de nuestros ciclos, es imprescindible que seamos plenamente conscientes de nuestras limitaciones. El ciclo menstrual es incontrolable, es decir, es como mirar por la ventana y ver qué día hace. Observamos, pero no podemos cambiarlo. Ha de ser un proceso cómodo, que sume sin restar. Somos espectadoras, receptoras de una serie de cambios que nos van a proporcionar información. Obsesiones aparte.

Para evaluar los ciclos utilizamos el clásico método sintotérmico, que recoge una serie de parámetros en los que se evalúan signos y temperaturas. Estos signos de fertilidad que también nos permiten evaluar nuestra salud menstrual son:

1. El moco cervical.
2. La temperatura basal.
3. Los cambios en el cuello uterino.

Como ya conoces las fases de tu ciclo, ahora solo te falta revelar los secretos que nos ofrecen. Se trata de aprender a observar y registrar los mensajes sutiles que nos proporciona el cuerpo a diario. Antes de comenzar, me gustaría que supieras que este método es usado como anticonceptivo natural con una eficacia del 99,6 % y que, si lo deseas, tienes multitud de recursos para aprender a hacerlo con este objetivo, pero yo no profundizaré tanto en ello en este libro.

Vamos a hacerlo sencillo:

1. El moco cervical

Cambia de principio a fin y es la clave de todo lo que va sucediendo. Comienza seco después de la menstruación y se va volviendo más húmedo y cremoso. A medida que se acerca la ovulación se torna elástico y transparente, similar a la clara de huevo. Estaremos en nuestro momento más fértil.

La ovulación sucederá antes o después, o no sucederá, dependiendo de tus circunstancias: estilo de vida, estrés físico o emocional, nutrición, salud. En el caso de que ocurra, será entre 1-2 días después del momento clara de huevo. (No podemos predecir la ovulación, pero sí confirmarla mediante la temperatura basal).

Una vez pasada la ovulación, el fluido volverá a ser seco hasta la llegada de la siguiente menstruación.

Hay diferentes tipos de fluido, aunque no vamos a entrar en tanto detalle; por ahora solo necesito que asimiles el concepto de un patrón que evoluciona de seco a húmedo. Inspecciona, usa las yemas de tus dedos sin temor, tócalo... como si fuera tuyo, ¡que lo es!

2. La temperatura basal

Mediremos y registraremos las temperaturas basales a diario, a ser posible a la misma hora: al despertar y antes de levantarnos de la cama. Se puede hacer de forma sencilla con un termómetro con dos decimales colocándolo debajo de la lengua.

En fase folicular, las temperaturas oscilarán levemente entre 36,0° y 36,5°, llegando a los 36,6° o más aproximadamente un día después de la ovulación.

Las temperaturas elevadas en la fase lútea son el resultado de la mágica progesterona, la hormona que induce calor y que produce el pequeño cuerpo lúteo. Intuiremos que la ovulación ha tenido lugar una vez que observemos, al menos, tres temperaturas altas consecutivas por encima de la línea de cobertura, como podemos ver en el siguiente gráfico.

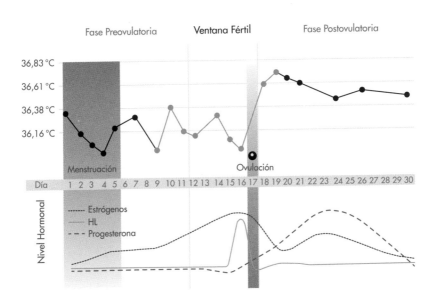

3. Los cambios en el cuello uterino

Creo que muchas mujeres nunca han palpado su cuello uterino. Y es interesante saber que sube y baja en función de la fase del ciclo menstrual en la que nos encontremos.

El cuello uterino es la parte que conecta el útero y la vagina y tiene forma de cilindro. Su función es segregar la mucosa que ayuda a los espermatozoides a realizar su viaje desde el canal vaginal hasta el útero.

Para tocar tu cuello uterino solo necesitas un dedo, una pizca de paciencia y algo de práctica. Si introduces tu dedo índice o corazón en el interior de tu vagina, notarás un tope que, durante la ovulación, estará blando, húmedo, abierto y más alto; es decir, podrás introducir el dedo más profundamente. Después de la ovulación, en cambio, lo notarás más duro, seco y cerrado, con una posición más baja tal y como se ve en el siguiente dibujo.

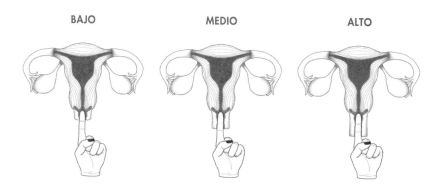

| BAJO | MEDIO | ALTO |

Ordenando las piezas

Eres dueña de una máquina perfecta, pero hasta la mejor máquina del mundo puede fallar si las condiciones externas no son las adecuadas. No podemos ser una podadora de césped en la arena del desierto.

Cada órgano, cada glándula, tiene una función específica en el sistema hormonal femenino, pero para que tu orquesta suene bien, necesitas poner de tu parte creando el escenario ideal.

Los desequilibrios hormonales son la punta del iceberg. Siempre hay una causa detrás, algo que dejó de funcionar de forma correcta. Y esa «causa detrás» —el «antes de»— será nuestro objetivo.

¿Cómo volver loco al sistema hormonal? A continuación, las principales causas y sistemas implicados:

Niveles de glucosa en sangre

Esta es, probablemente, la causa más común detrás de los desequilibrios hormonales. El mundo parece haberse confabulado para desestabilizar nuestros niveles de glucosa.

Los alimentos que ingerimos —y cómo lo hacemos— afectan a nuestras hormonas. Pensémoslo en cada bocado. Sea lo que sea que comamos, nuestro cuerpo detecta que los niveles de glucosa aumentan, siendo el efecto más o menos pronunciado según el tipo de alimento.

Entonces entra en juego el páncreas liberando insulina. Digamos que la función de la insulina, nuestra hormona de almacenamiento, es escoltar la glucosa hacia las células y les dice que abran la puerta para permitir el paso a la glucosa, como si fuese una llave.

Si usamos la llave en exceso, llegará un momento en el que comience a desgastarse. Es lo que conocemos como resistencia a la insulina. El resultado será un nivel alto de glucosa constante que tu cerebro interpretará como: «Páncreas: más insulina, por favor».

Y el páncreas, obediente y eficiente, continuará liberando más insulina, pero como hemos desgastado la cerradura, la insulina adicional no va a poder ayudarnos a resolver la papeleta. Si este proceso se alarga en el tiempo, ocurrirá que el páncreas, en un determinado punto, no dará más de sí y estaremos ante la conocidísima diabetes de tipo II.

Es tan perfecto este cuerpo nuestro que también está preparado para responder a bajos niveles de glucosa en sangre, por ejemplo, cuando hacemos ayunos. En este caso, el páncreas segrega otra hormona, el glucagón, cuya función principal es aumentar los niveles de glucosa en sangre. Y lo hace a través del hígado, el cual almacena glucosa en forma de glucógeno y, gracias a la señal del glucagón, el hígado sabe que es su momento para liberar glucosa.

Como ves, este delicado equilibrio entre la secreción de insulina y glucagón mantiene los niveles de glucosa dentro de un estrecho rango fisiológico. ¡¿No es fantástico?!

Las hormonas están interconectadas, es decir, trabajan en equipo, y lo que le sucede a una afecta al resto. Cuando tenemos altos niveles de glucosa, y por tanto de insulina, también habrá otras hormonas que pierdan el control.

Nuestros ovarios tienen receptores de insulina y su exceso les invita a producir más testosterona en lugar de estradiol.

Bienvenido acné y vellito corporal molesto. El exceso de testosterona, a su vez, también puede inhibir la ovulación, como en el clásico ejemplo del síndrome de ovario poliquístico.

La hormona del estrés, el cortisol, se incrementa a la par que los niveles de insulina. Al ser una hormona que compite con la progesterona por los mismos receptores, el resultado suele ser un déficit de esta última con predominio de estrógenos que se traduce en síndrome premenstrual, reglas abundantes y dolorosas, migrañas, ansiedad, acné... y una larga lista que, estoy segura, no nos apetece a ninguna.

El infravalorado estrés

De entrada, es importante tener en cuenta que los estresantes pueden ser de muchos tipos: podemos tener tanto estrés físico como mental, y ambos nos van a afectar. Existen multitud de casos en los que el desequilibrio tiene como raíz el estrés crónico; somos presas de un ritmo de vida desenfrenado donde las veinticuatro horas del día se quedan cortas.

Cuando existe estrés, el hipotálamo envía hormona liberadora, que estimula la glándula pituitaria para secretar hormona adrenocorticotrópica (ACTH). Este aumento de ACTH supone que tus glándulas suprarrenales comiencen a liberar hormonas del estrés: cortisol y adrenalina. Se trataría de una especie de escenario de huida para el que, evolutivamente hablando, estamos diseñadas.

La adrenalina aumenta nuestra tensión arterial y frecuencia cardíaca, mientras que el cortisol dispara glucosa a los músculos para que tengamos la suficiente energía como para escapar de los supuestos leones.

En su momento, esta respuesta supuso supervivencia. Sin embargo, hoy en día, convivimos con un estado alterado de 24 horas los 7 días de la semana, muy alejado de lo natural, lo cual resulta un verdadero desastre para la salud hormonal. Nuestro eje HPA (hipotalámico-hipofisario-adrenal) responde exactamente igual que como hace millones de años y sin importarle la amenaza. Las consecuencias son devastadoras y van desde el insomnio, el aumento de peso y la inflamación hasta la fatiga, los problemas de fertilidad o la falta de deseo sexual, entre otros.

Metabolismo alterado

¿Sabes qué es tu tasa metabólica basal (TMB)? El metabolismo basal es el valor mínimo de energía que la célula necesita para subsistir. En nuestro caso, la TMB es la cantidad mínima de energía que necesitamos en estado de reposo para llevar a cabo aquellas funciones vitales imprescindibles para el correcto funcionamiento del organismo, como son el latido del corazón, la respiración o la regulación de la temperatura corporal. No es igual en todas las personas y varía en función de factores como la edad, el peso, la altura o el sexo.

Existe una relación compleja entre la glándula tiroides, el peso corporal y el metabolismo. Las hormonas tiroideas regulan el metabolismo, acelerándolo o ralentizándolo. De hecho, la medición del metabolismo basal fue una de las primeras pruebas utilizadas para evaluar el estado tiroideo de los pacientes. Aquellos pacientes cuyas glándulas tiroides no funcionaban correctamente tenían un metabolismo basal bajo, y aquellos con glándulas que funcionaban en exceso tenían un metabolismo basal alto.

La tiroides, como una mariposa en tu cuello, es tremendamente sensible a todo lo que sucede fuera y dentro de nuestro cuerpo, de tal manera que hace relativamente fácil que podamos apoyar la salud de la glándula realizando cambios en la dieta y el estilo de vida.

Las hormonas que produce la tiroides son hormonas de vida, literalmente. Viajan a través de la sangre para llegar a todas y cada una de las células de nuestro cuerpo. Cuando pensamos en ciclos menstruales nos vienen a la mente estrógeno y progesterona, pero no debemos olvidar nunca la exquisita conexión de todos los sistemas.

Entre bastidores, las hormonas producidas por la tiroides, que conocemos como T3 y T4, desempeñan un papel fundamental. Por tanto, cuando existe una disfunción tiroidea, podemos verla reflejada en nuestros ciclos. Cada célula, tejido y órgano necesitan hormona tiroidea, incluidos el cerebro y los ovarios. Por eso, es esencial para el desarrollo de folículos, participa en la señalización y comunicación entre el cerebro y los ovarios y, si interrumpimos esta comunicación, los ciclos podrían empezar a presentar irregularidades.

Desintoxicación a medio gas

La casa en la que vivimos necesita alguna limpieza de vez en cuando; sacar la basura para que no nos coma. Nuestros órganos *detox*, aquellos que desintoxican y eliminan deshechos, son el hígado, los riñones, el intestino, el sistema linfático, los pulmones, la piel y las glándulas sudoríparas. Cuando las vías de detoxificación funcionan a medio gas, el organismo tiende a acumular toxinas, metales y hormonas. En salud hormonal, nuestros héroes serán el hígado y el intestino.

Entre los órganos *detox*, el hígado juega un papel muy muy especial en la salud hormonal. Podemos imaginarlo como el filtro de una piscina, solo que, en vez de hojas e insectos, nos va a ayudar a limpiar químicos, hormonas y toxinas.

El hígado, en sus más de doscientas funciones, tiene asignadas la descomposición y eliminación de hormonas de la sangre. Se encarga de descomponer el estrógeno, que posteriormente viajará a través de la vesícula biliar y el intestino grueso, para poder ser eliminado fácilmente mediante la evacuación intestinal. Dicho en otras palabras: cada vez que vas al baño te estás deshaciendo de una pequeña bomba estrogénica que, de no ser así, se volvería tóxica y detonante de un posible cuadro de hiperestrogenismo.

El intestino es otra pieza clave en el sistema de eliminación. Una vez el hígado envía el estrógeno descompuesto al colon, este es el encargado de eliminarlo. Si el intestino no se mueve, entonces el estrógeno puede reabsorberse a través del torrente sanguíneo. Es por este motivo que las mujeres que padecen habitualmente de estreñimiento son más propensas al exceso de estrógeno y a sufrir síntomas como dolor menstrual severo, síndrome premenstrual, reglas abundantes, fibromas, migraña, acné, etc.

Problemas en el eje

El ciclo menstrual no es algo que únicamente ocurre de cintura para abajo. Realmente nada de lo que sucede dentro del cuerpo lo hace de manera unilateral. ¡Es fascinante!

Existe una conexión constante entre hipotálamo, glándula pituitaria y ovarios. Si existe un desequilibrio en este eje, tenemos un gran problema porque es aquí donde se regula la producción de hormonas sexuales, suprarrenales y tiroideas. Esta disfunción representa la mayoría de los trastornos de la ovulación.

Como mujer, como persona, tienes la capacidad innata de percibir cómo funciona tu cuerpo. Habitualmente caemos en la gran trampa de los síntomas, insistiendo en ellos con la pretensión de taparlos de la manera más fácil y rápida posible. Es un error. Conviértete en simple observadora para poder comenzar tu camino al origen.

Aprender a identificar los síntomas como señales es uno de los primeros pasos para recuperar tu equilibrio. Comprender el funcionamiento de cada uno de los sistemas será tu herramienta para poder actuar desde el lugar donde todo comienza.

Más mujer o más consciente

Conocer, comprender, respetar y sentir ganas de cuidar tu naturaleza cíclica no te hace más mujer. Te hace más consciente.

Una mujer que es capaz de darse cuenta de todo aquello que sucede en su cuerpo desarrolla la habilidad de la escucha. Cuando puedes escuchar e interpretar las señales, de alguna forma, eres un paso más libre y sabes elegir en todo momento lo mejor para ti.

El ciclo menstrual es un baile hormonal constante que permite crear y albergar vida. Cada fase habla su propio lenguaje y tiene una enseñanza. Una oportunidad de conectar contigo misma, con tus sensaciones, con tus deseos, con tu energía.

Menstruar va más allá de sangrar una vez al mes. Muchas hemos creído o creemos, movidas en parte por la cultura, que la menstruación se trata de algo «sucio» o «vergonzoso». Si bien es cierto que las cosas están cambiando, aún permanecen algunas asociaciones negativas, perpetuadas por mentes retrógradas y la representación desacertada de los medios de comunicación.

La desinformación contribuye a la estigmatización de la menstruación. Te toca a ti romper ese círculo. El conocimiento precede al empoderamiento, ese que supone la posesión de la llave a la vivencia del ciclo, ya no solo sin tabúes, sino con la certeza de tener entre manos una herramienta poderosa.

El ciclo menstrual consciente tiene lugar en el momento en el que sabemos identificar los estados tanto físicos como emocionales cambiantes, a medida que vivimos y experimentamos cada ciclo. Porque cada ciclo es una nueva oportunidad.

Para mí, conseguir menstruar suponía sentirme válida como mujer, ser aceptada. La amenorrea condicionaba toda mi vida personal, social y amorosa. Me sentía avergonzada e inferior por no menstruar y no me atrevía a hablar de ello con casi nadie, ya que lo consideraba un motivo de juicio y rechazo.

Por esta razón, recuperar mi menstruación fue el único objetivo de mi vida durante años. Se convirtió en una meta enfermiza en la que tenía un plan «perfecto» para menstruar, en el que día tras día iba sumando a mi rutina diaria cosas «beneficiosas» hasta el punto de asfixiarme a mí misma en una cárcel de normas de alimentación, meditación, rutina, ejercicio, sueño, etc. en la que no disfrutaba de nada porque todo lo que hacía era para «castigarme» a mí misma por no menstruar. Vivía cada vez más aislada en una prisión en la que no había espacio para flexibilizar, para gozar, para respirar.

Es cierto que la alimentación y los hábitos diarios son muy importantes para tener un ciclo saludable. Sin embargo, si el motor que te impulsa a introducir estos cambios es una actitud de insuficiencia, rechazo y miedo, es muy difícil obtener los resultados esperados.

Poco a poco, con ayuda psicológica, aprendí a crear espacios de disfrute en mi vida, a conocerme, aceptarme y quererme, a darme permiso para actuar en línea con mi verdadero ser sin miedo al juicio o al rechazo; a flexibilizar mi vida. Aprendí que mi sentimiento de carencia e insuficiencia no era real y que tenía mucho que dar y ofrecer. Fue entonces, cuando me acepté y me permití SER de verdad, que mi menstruación apareció.

Había diseñado mi plan perfecto al revés. La menstruación no me iba a dar la aceptación y el amor a mí misma, sino que la aceptación y el amor a mí misma me dio la menstruación. Y es que el cuerpo es extremadamente sabio, aunque la mente a veces no lo entienda.

Menstruar implica ser cíclica, ver tu luz y tu sombra, reír, llorar, enfadarte y gritar, subir y bajar, cambiar, dejarse llevar, fluir con la vida... ¿Cómo iba a menstruar un cuerpo al que desde la infancia no se le había permitido salirse ni un paso del camino? La amenorrea hipotalámica había estado ahí desde siempre, aunque la ocultara con anticonceptivos orales o la ignorara.

Ahora le doy las gracias a mi cuerpo por haberme dado la oportunidad de sumergirme en un camino de autoconocimiento en el que he desarrollado una conexión conmigo misma mucho más profunda que si hubiera menstruado siempre. Por cuidarme y darme la menstruación cuando realmente estaba preparada para ello y no cuando mi ego la quería. Por haberme dado la oportunidad de valorar y honrar la menstruación y la ciclicidad; de llorar y reconciliarme con mis ancestras y mi parte femenina y, por supuesto, por traerme a personas sin las que este camino nunca hubiera sido posible.

RAQUEL

Eres cíclica. Asúmelo y sácale el partido que se merece. Alinéate con tu energía femenina y sé consciente en todo momento de tus fases. Recuerda las estaciones, los cambios de la luna. Juegas con una ventaja que te permite ser más productiva, creativa y social, tanto para estar mejor como para relacionarte mejor contigo y con los demás.

Imagina ahora cómo habría sido tu primer periodo con una dosis de conocimiento y consciencia, cómo habría cambiado aquel momento. Como dijo una vez Byron Katie: «Lo que provoca nuestro sufrimiento no es el problema, sino lo que pensamos sobre el mismo».

Normaliza sin susurros y bien alto: estoy menstruando, como cada una de las millones de mujeres que somos en este mundo. Y no es azul, es roja y huele a sangre. En tu mano está desde hoy, desde siempre, ser más libre.

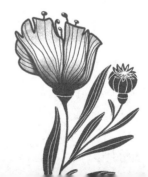

De todos los peligros,
el mayor es subestimar al enemigo.

PEARL S. BUCK

PARTE II

El equilibrio se tambalea
[Comprender]

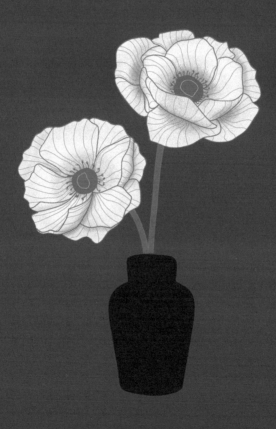

Un mensaje para ti, de tu menstruación.

Hola, cuerpo menstruante:

Soy yo. Parte de ti, de tu salud, de tu esencia.

Me preparo para poder hacer mi aparición cada mes, visitarte con puntualidad para regalarte algo de paz y tranquilidad, algo que no abunda en estos días.

Por circunstancias externas, a veces me retraso y me seguiré retrasando. Las oscilaciones también forman parte de la naturaleza. Relájate. Confía. Cuando menos te lo esperes, allí estaré como siempre y durante todo el tiempo que dure nuestro camino juntas.

Puede que en alguna etapa de tu vida pasen meses, incluso algunos años, sin vernos. No te asustes. Tómatelo como un tiempo de reflexión y recuerda que mi deber es informarte de cuando todo va bien y protegerte cuando la prioridad es la supervivencia. En este último caso, entiendo que no es el mejor momento para andarme con visitas y que necesitas tiempo para ti, quizá para parar en seco y hacer reset.

El equilibrio se tambalea [Comprender]

Normalízame un poco más, si no lo has hecho ya. No soy el enemigo. El enemigo se llama hábitos tóxicos y batallas mentales. Esas pinceladas de autosabotaje e inseguridad donde podría caer cualquiera.

Quiero pedirte por las dos que trates de cuidarte y mimarte como mereces para que nuestros encuentros sean menos dolorosos. Que yo no quiero dolerte, te lo prometo.

Tengo un deseo por cumplir que nos beneficiaría a ambas. Deseo que me veas cada vez más como una amiga. Una amiga que intenta visitarte mensualmente para que tengas constancia de que tu cuerpo funciona bien y que existe ese equilibrio tan mágico que nos ayuda a ser más felices.

Con todo mi cariño.

Existen, hoy en día, grandes obstáculos que nos dificultan alcanzar y mantener la salud hormonal completa. La mayoría de nosotras vivimos en un ambiente tóxico, tanto físico como psicológico, que nos sitúa en un constante nadar a contracorriente. Por este motivo, a lo largo de toda la vida, es posible que experimentemos momentos en los que nos sintamos fantásticas y otros en los que necesitemos reparar alguna avería. Y es que cualquier máquina, por muy perfecta que sea, se desgasta o se estropea ante un uso incorrecto.

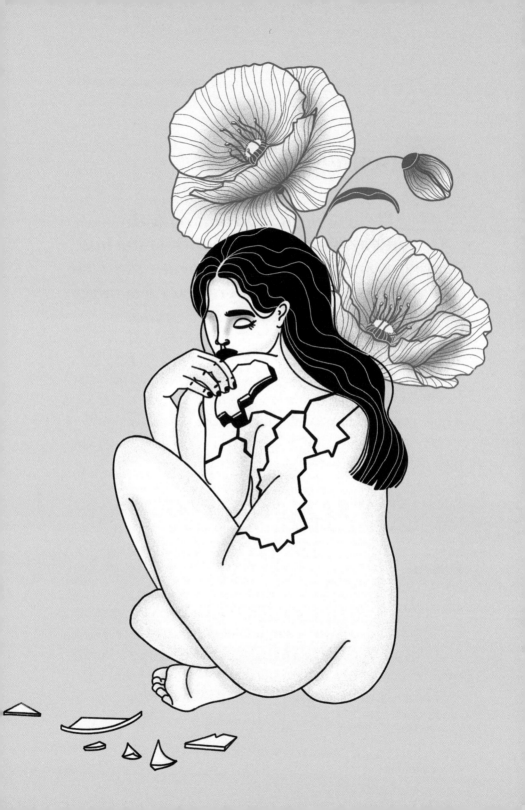

A continuación, te invito a repasar los problemas más comunes relacionados con las hormonas y el ciclo menstrual.

Los enemigos

El enemigo no está dentro de ti. Los síntomas que experimentas no son una condena. Son información relevante para que puedas tomar el control y empezar a cambiar las cosas que están en tu mano.

En la mayoría de los casos, solo necesitas algo más de conocimiento, a veces algo de ayuda externa y, sin duda, una dosis de confianza. Cuerpo y mente alineados y trabajando al unísono para hacer realidad el deseo de convertirse en una máquina eficiente.

Quiero presentarte a tus principales enemigos, esos que en ocasiones te impiden avanzar:

Cultura

Es importante tener en cuenta aspectos sociales y culturales. Se ha llegado a decir —a lo largo de muchos siglos— que existe cierta incapacidad de tipo emocional, física y cognoscitiva durante algunas fases del ciclo menstrual para desempeñar tareas de responsabilidad.

Por tanto, debemos desmontar creencias erróneas sobre la menstruación que todavía siguen vigentes y que afectan a nuestra salud.

Asimismo, no podemos seguir pensando de ninguna manera que nuestros periodos puedan ser algo de lo que sentir vergüenza o asco.

Falta de información

Aunque parezca mentira, son pocas las mujeres que entienden cómo funciona su cuerpo y conocen sus hormonas. Es muy patente el desconocimiento general que hay sobre el ciclo menstrual.

Podemos pasarnos horas, incluso días, investigando nuestros síntomas. En internet encuentras información hasta perder el conocimiento, pero si no conoces la casa en la que vives, es decir, tu cuerpo, tiene poco sentido.

Además, para agravar la situación, existen infinitud de mitos al respecto que, lejos de ayudarnos, nos confunden aún más.

Y a la desinformación se suman los dichosos tabúes en torno a la menstruación que hacen que muchas mujeres hayan vivido la regla como una experiencia traumática.

Disruptores endocrinos

Sin darnos cuenta, vivimos rodeadas de multitud de disruptores endocrinos: productos químicos que interfieren en la producción, liberación, transporte, metabolismo y eliminación de las hormonas naturales del cuerpo. Nos topamos con ellos en el aire, en el agua, en el suelo y en los alimentos y cosméticos.

Estos disruptores interfieren en el sistema endocrino de tres maneras diferentes:

1. Imitando la acción de una hormona natural, como el estrógeno o la testosterona, y provocando reacciones similares en el cuerpo. Tienen una capacidad asombrosa para «disfrazarse».
2. Bloqueando los receptores hormonales —los receptores en las células que reciben las hormonas—, lo que hace que estas hormonas no sean funcionales.
3. Interfiriendo en la síntesis, transporte, metabolismo y excreción de hormonas y, de esta forma, alterando las concentraciones de las hormonas naturales.

Tenemos el caso, por ejemplo, de los xenoestrógenos, que son de los más problemáticos. No son biodegradables y se almacenan en nuestras células de grasa. La acumulación de xenoestrógenos parece estar implicada en el desarrollo de patologías diversas como el cáncer de mama, próstata y testicular, la obesidad, la infertilidad, la endometriosis, la pubertad de inicio temprano, los abortos espontáneos y la diabetes.

Si precisas más información, puedes dirigirte al informe de la OMS «State of the Science of Endocrine Disrupting Chemicals».[1]

---

1 https://apps.who.int/iris/bitstream/handle/10665/78102/WHO_HSE_
PHE_IHE_2013.1_eng.pdf

El estilo de vida: dieta y sedentarismo

Todo tu sistema endocrino
se basa en los macro y micronutrientes
que consumes en tu dieta.

Y la dieta moderna tiene como protagonistas:

- Comidas ricas en grasas trans.
- Comidas basadas en granos refinados y carnes procesadas.
- Comida basura.
- Bebidas azucaradas.

Es decir, una dieta muy rica en azúcares que, desafortunadamente, se ocultan bajo formas y nombres no reconocidos por el consumidor, como la dextrosa, el jarabe de maíz, la lactosa y otros tantos.

Añadámosle a esta «bomba de relojería» una vida sedentaria.

La sobremedicalización

En las últimas décadas, existe una tendencia a la medicalización excesiva de los procesos naturales como es el caso de los trastornos de la menstruación. Nos parece más fácil y cómodo enmascarar cualquier síntoma derivado de un desequilibrio hormonal con el uso de anticonceptivos hormonales.

«Las mujeres tienen órganos que no sienten como suyos, cuyas funciones les son ajenas y de los que disponen los entendidos en el terreno que sea».[2]

Confiamos demasiado en medicamentos para arreglar nuestra salud en lugar de asumir la responsabilidad de nuestra propia curación. Estamos siendo pasivas en este aspecto. Muy probablemente la solución a los síntomas que hoy te afligen la tienes en tus manos y no en las de otros.

El estrés

Es raro no tener estrés. Vivimos estresadas y, muchas veces, ni siquiera somos conscientes porque lo hemos normalizado. El estrés pone a nuestro cuerpo en modo supervivencia, como si nos hubiéramos dejado el botón de encendido en marcha.

La consecuencia son niveles elevados de dos hormonas —insulina y cortisol—, que puede suponer cierta inestabilidad en los niveles de glucosa en sangre y en la capacidad de metabolizar la grasa, lo que hace que el estrés no solo sea un disruptor hormonal, sino también un factor limitante para la pérdida de grasa.

Los factores estresantes pueden incluir estrés psicológico, estrés fisiológico, estrés emocional (acontecimientos traumáticos pasados y presentes), estrés inmunológico, estrés ambiental (alérgenos, toxinas, irritantes...) y, en ocasiones, una combinación de todos ellos.

---

2   Victoria Sau, 2000.

Con todos estos enemigos acechando, somos más susceptibles a ver como nuestro equilibrio hormonal se desmorona y, para cuando nos queremos dar cuenta, tenemos toda una colección de síntomas a cuál menos agradable. Reconocerlos es el primer paso para empezar a tomar conciencia y dar un paso más hacia nuestra salud.

El significado del dolor

Definido como una experiencia sensitiva y emocional desagradable, el dolor viene para decirnos algo. Es una señal del sistema nervioso; nos avisa de que algo no anda del todo bien.

Cuando sentimos dolor nos alejamos del idílico estado de completo bienestar físico, mental y social al que hace referencia el concepto de «salud» en todas sus formas. Y todas las personas tenemos derecho a estar y vivir bien. Tenemos derecho a tener salud.

El dolor femenino es real y muchas veces invalidante. Aunque se intente normalizar, no lo es. El dolor no es normal y no lo será nunca. Hay mujeres que llevan años cargando a sus espaldas con menstruaciones dolorosísimas cuyos síntomas se han minimizado, que pasan décadas sin diagnosticar y son tratadas de manera incorrecta, sin respuestas, perpetuando enfermedades que pasan desapercibidas y con un sufrimiento que podría haberse evitado.

Si hay dolor, algo falla. Aunque exista un largo historial familiar porque a tu madre y a tu abuela también les dolía, no es una losa que tengas que llevar tú. Puede que todas las mujeres de tu familia estuvieran genéticamente más predispuestas a sufrir inflamación o niveles excesivos de estrógeno, pero sigue sin ser excusa para normalizarlo, ya que, con el conocimiento necesario, puedes cambiar tu «supuesto destino».

Es probable que alguna vez te hayas preguntado «¿por qué yo?», si mis hermanas y mis amigas tienen un ciclo normal, sin complicaciones. Y puede que entonces te hayas cuestionado el hecho de que, si todas estamos expuestas a los mismos enemigos del equilibrio mencionados antes, «¿por qué no nos afecta a todas por igual?».

La respuesta a estas preguntas es sencilla: las condiciones que las mujeres desarrollan varían en función de la predisposición genética y de factores como el estilo de vida. Que la genética desempeña un papel importante es una realidad. Pero al mismo tiempo debemos tener en cuenta la epigenética que estudia los cambios hereditarios causados por la activación y desactivación de los genes sin ningún cambio en la secuencia de ADN subyacente del organismo.

¿Por qué me duele la regla?

La menstruación es un proceso fisiológico natural que indica que una mujer está sana. Y, por principio, la regla no debe doler. No existe ninguna razón de carácter evolutivo que justifique el que sintamos dolor. Es decir, siempre y cuando el sistema endocrino funcione con normalidad, la regla no duele. ¿Recuerdas la orquesta?

Cuando hay dolor, lo que duele son las contracciones del útero. Siempre se ha dicho «me duelen los ovarios», pero en realidad el ovario como tal es un órgano sin sensibilidad que no puede doler.

El dolor, que bien podría parecer maldición de muchas, aparece ante una situación de sobreproducción de sustancias inflamatorias que se llaman prostaglandinas y que provocan calambres, espasmos y molestias varias. Vivimos en un ambiente proinflamatorio con una lista de enemigos que se encargan de complicarnos la vida menstrual.

No hay una única causa ni una solución mágica. Llegamos a un estado de inflamación por la acumulación de una serie de hábitos: exposición a disruptores endocrinos, ingesta de alimentos procesados, falta de movimiento, mala calidad del sueño, estrés permanente...

Antes de caer en parches temporales —como el anticonceptivo hormonal o los antiinflamatorios que, lejos de ayudar, cronifican—, busquemos las causas y entendamos que el dolor menstrual o dismenorrea puede ser de dos tipos: primaria o secundaria.

La dismenorrea primaria consiste en contracciones uterinas anormales que tienen como origen un desequilibrio químico; dicho de otra forma, hormonas fuera de control. En este caso, no existe ninguna patología ginecológica.

Por el contrario, la dismenorrea secundaria tiene lugar cuando sí hay un trastorno o enfermedad reconocidos, como puede ser la endometriosis.

¿Qué es normal y qué no?

En primer lugar, que algo sea común no implica que sea normal. Podríamos llegar a pensar que, como a muchas mujeres les duele la regla, entonces es normal. Pero no: es común, no normal. No debemos confundir los términos.

Es normal que durante la menstruación sintamos ciertas molestias, en especial durante las primeras horas: algún calambre leve y algo de pesadez en la zona pélvica. Incluso durante la ovulación muchas mujeres experimentan algo parecido a un «pellizco» ovárico que tampoco supone un impedimento para continuar con el día a día.

La clave para diferenciar lo que es normal y lo que no radica en que las molestias no deben interferir en nuestra vida impidiéndonos realizar tareas cotidianas. Un ejemplo muy ilustrativo: no es normal tener que ir a urgencias por un dolor menstrual y tampoco lo es que vaya acompañado de náuseas, vómitos y mareos.

Lo primero que debes hacer para escapar del dolor es no conformarte ni permitir que se normalice. El dolor siempre tiene un significado asociado y un origen, y tienes derecho a descubrirlos.

Cuando el estrógeno me domina

Como casi todo en la vida, cuando buscamos el equilibrio, huimos tanto del exceso como del defecto, y el caso de los estrógenos no es la excepción. En la amena charla que tuvimos con las hormonas en el capítulo anterior, vimos que los estrógenos son unas hormonas sexuales importantísimas producidas principalmente por los ovarios y que tienen una multitud de funciones en diferentes procesos, entre otras:

- Preparan el escenario para la ovulación y la fecundación.
- Regulan el nivel de colesterol.
- Protegen los huesos.
- Estimulan la libido.
- Ayudan a la formación de colágeno.

Tal es su importancia que, cuando hay un exceso de estrógenos en sangre, se produce un desequilibrio hormonal en todo el organismo.

A este exceso de estrógenos se le llama hiperestrogenismo, que no es una enfermedad, sino una condición extremadamente común. El estrógeno mantiene una relación preciosa con la progesterona: cuando están en armonía, son la pareja perfecta; pero cuando el equilibrio se rompe, el estrógeno se vuelve dominante.

Hay dos escenarios posibles:

- Exceso en la cantidad de estrógenos: el nivel de estrógenos aumenta y la progesterona se mantiene igual.

- Déficit de progesterona: el estrógeno permanece igual, pero la progesterona cae. Esto ocurre, por ejemplo, en casos en los que no hay ovulación, en el síndrome de ovarios poliquísticos o en situaciones de estrés mantenido (el estrés es un gran enemigo de la progesterona).

En ambos casos, el estrógeno domina. Y no solo domina a la progesterona, nos domina a nosotras por completo. El hiperestrogenismo va acompañado de una serie de síntomas inconfundibles que pueden presentarse juntos o por separado:

- Dolor e hinchazón en las mamas; a veces incluso puede ser dolorosamente incómodo dormir boca abajo o dar saltos de alegría.
- Tremenda retención de líquidos una o dos semanas antes de la menstruación, cual globo andante.
- Dolor menstrual intenso.
- Coágulos durante el sangrado.
- Menstruaciones abundantes.
- Síndrome premenstrual acusado: sucede una transformación increíble en la que no pareces tú. Irritabilidad, tristeza, ansiedad. Muchas mujeres alegan: «No me aguanto ni yo».
- Migrañas antes, durante o después de la regla.
- Problemas digestivos.
- Dificultad para mantener el sueño.
- Miomas.
- Aumento de peso, sobre todo en caderas, cintura y muslos.

Es decir, una verdadera odisea que transitar cada mes. No hay derecho, ¿verdad? En el fondo, tú sabes que algo no va bien, pero no sabes exactamente qué ocurre. Quizá estás tomando la píldora para «regular» toda esta locura o incluso puede que te hayan sugerido tomar antidepresivos. No es extraño escuchar un «todo está en tu cabeza».

Muchas ya estamos cansadas de ocultarlo y queremos saber cuál es y cómo solucionar DE VERDAD el problema. Y a continuación viene la pregunta del millón: ¿por qué me está pasando esto?

El cuerpo responde tal y como lo tratas. En el caso del hiperestrogenismo, nuestro cuerpo está literalmente saturado y pide un poco de tregua. No sirve de nada quejarse, hay que entrar en acción.

En tu vida cotidiana, hay muchos caminos que te pueden llevar a este pozo que parece sin fondo: desde los herbicidas, pesticidas y fertilizantes que hay en los alimentos hasta los cosméticos, jabones, productos de higiene y limpieza para el hogar que contienen parabenos, ftalatos y otras sustancias químicas. Muchos de ellos tienen actividad estrogénica y los usamos a diario. También algunos metales como el mercurio, el plomo y el cadmio tienen propiedades imitadoras de estrógeno.

Pero más allá de la sobrecarga disruptora de estas sustancias, hay que prestar mucha atención a las vías que tenemos de desintoxicación. En este sentido, el hígado y el intestino son los órganos clave y necesitan estar en condiciones óptimas para realizar su trabajo. Si alguno de los dos falla, entrará mucha carga y saldrá poca.

Cabe decir, por otro lado, que un exceso de grasa corporal promueve el exceso de estrógeno. El tejido graso no solo absorbe y almacena estrógeno, sino que además lo sintetiza. Es un círculo vicioso; los altos niveles de estrógeno son un mensaje que el cuerpo interpreta como «tengo que producir más células grasas» y estas células, a su vez, producirán aún más estrógeno.

Vivir dominadas por el estrógeno durante años no es ninguna broma y conlleva riesgos para la salud a medio-largo plazo, como una mayor predisposición a padecer cánceres dependientes hormonales como el de mama, útero u ovario.

El segundo escenario posible que hemos visto antes tiene como protagonista a la progesterona que, aparte de ser «la hormona mágica y calmante», es la que controla los estrógenos para que no se vengan demasiado arriba. Ten siempre presente que si hay que elegir entre procrear y sobrevivir, tu cuerpo siempre priorizará la supervivencia y esto significa que, ante niveles elevados de estrés, serás una fuente de cortisol compitiendo con la progesterona. En esta batalla siempre gana el cortisol y, sin duda, el estrés está detrás de la mayoría de los casos de déficit de progesterona.

Otra causa bastante común del déficit de progesterona es la moda del 0 % grasa. El consumo diario de grasas saludables es fundamental para poder producir suficientes hormonas. Literalmente fabricamos progesterona a través del colesterol.

Cuando nos falta progesterona, los signos habituales incluyen:

- Pérdidas de sangre entre ovulación y menstruación debidas a un endometrio débil. (Recuerda que la progesterona es como un soporte).

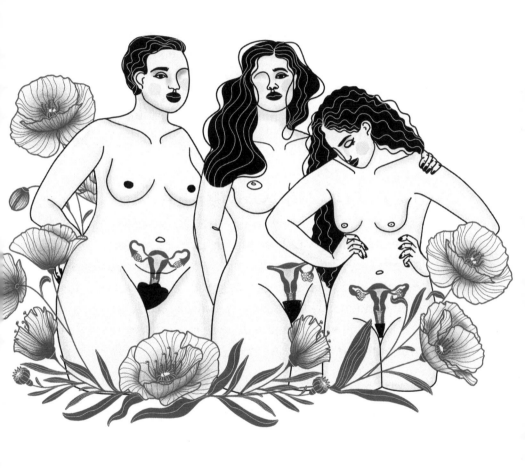

- Ciclos inferiores a 25 días.
- Manchado marrón días antes de la menstruación.
- Síndrome premenstrual con sus síntomas físicos y emocionales.

Como podrás imaginar, no existe una solución única. Se trata en todo momento de favorecer, mediante diferentes estrategias, que cada órgano y cada sistema gocen del escenario idóneo para realizar sus funciones asignadas. Hablaré de todo ello en la tercera parte del libro, con la intención de que puedas empoderarte de tu salud y comenzar a mimar cada una de tus partes.

Ovarios con personalidad

Cada mujer es única y, por tanto, sus ovarios también. Me gusta llamarles así, «ovarios con personalidad», porque detesto las etiquetas que asustan o condicionan. Es increíble ver la evolución de una mujer a la que se le han explicado las cosas con cariño y sencillez. La mente es muy poderosa y, cuando tienes una mano amiga tendida que arroja un poco de luz en el camino, todo parece más fácil.

Si tienes ovarios que ovulan, entra dentro de la normalidad que se desarrolle algún quiste ovárico en algún momento a lo largo de tu vida reproductiva. Ahora ya sabes que un óvulo madura dentro de un folículo en cada ciclo y, posteriormente, este óvulo es liberado. Es un proceso fascinante, pero por diversos factores, a veces puede no salir del todo bien.

Quistes: los que vienen y van, y los que se quedan

La gran mayoría de quistes ováricos se producen a raíz del ciclo menstrual y reciben el nombre de «quistes funcionales o simples». Existen dos casuísticas:

- Cuando el folículo no se rompe, no libera el óvulo, sigue creciendo y se convierte en un quiste folicular.
- A veces, cuando el folículo libera el óvulo y se convierte en cuerpo lúteo puede acumular líquido dentro del folículo; es decir, se abre, pero se llena de líquido. Lo llamamos quiste del cuerpo lúteo.

Por lo general, estos quistes acaban disolviéndose solos en los siguientes dos o tres ciclos. Vienen y van y ni siquiera nos damos cuenta. En el peor de los casos, se agrandan y pueden causar molestias o complicaciones, de ahí la importancia de las revisiones rutinarias anuales.

Pero hay quistes que no están relacionados con el ciclo menstrual. Los llamaremos «complejos»:

- **Endometriomas:** aparecen en casos de endometriosis. Las células endometriales crecen fuera del útero y parte de ese tejido puede adherirse al ovario.
- **Quistes dermoides:** se conocen también como «teratomas» y están formados por células embrionarias, por lo que pueden contener cabello, piel o dientes. Son como pequeños monstruitos que suelen ser benignos.
- **Cistoadenomas:** se forman en la superficie del ovario y pueden contener un material mucoso o acuoso.

No hay una causa única en el desarrollo de estos quistes que dan problemas, pero si sabemos que, previamente, puede haberse producido una infección pélvica que se haya propagado a los ovarios, puede padecerse endometriosis, o problemas hormonales como el hiperestrogenismo pueden favorecer su desarrollo.

El mal llamado síndrome de ovarios poliquísticos

Síndrome es, pero va mucho más allá de un par de ovarios llenos de quistes. Muchas mujeres padecen SOP sin ni siquiera tener quistes. Se trata de un problema metabólico y hormonal bastante más profundo.

Ahora mismo es uno de los trastornos más frecuentes, es complejo y su sintomatología es muy variable en función de cada mujer. Siempre digo que hay tantos tipos de SOP como mujeres que lo padecen.

Se diagnostica según los criterios de Róterdam; es decir, la presencia de al menos 2 de las 3 características siguientes:

1. Disfunción ovulatoria.
2. Hiperandrogenismo (niveles elevados de andrógenos): puede ser clínico (exceso de vello corporal o facial que se aprecia a simple vista) o químico (valores alterados en analítica).
3. Ovarios poliquísticos en ecografía.

Aparte de las hormonas clave del ciclo menstrual, existen nuestros amigos andrógenos (hormonas sexuales masculinas).

Mujeres y hombres tenemos tanto de unas como de otras, en niveles variados, pero demasiada hormona masculina en nosotras, como veremos a continuación, supone un pequeño problema que es un clásico en el SOP y que está detrás del exceso de vello corporal, el acné rebelde o la caída de cabello.

El SOP es como un bloqueo entre los ovarios y el cerebro y funciona de la siguiente manera:

- Cuando los niveles de andrógenos son elevados a nivel del ovario, la ovulación se retrasa.

↓

- Cuanto más se retrasa la ovulación, menos exposición a la progesterona recibe el cerebro.

↓

- Como la exposición del cerebro a la progesterona es tan reducida, este se dedica a la pulsación rápida de GnRH (hormona liberadora de gonadotrofina) a nivel del hipotálamo. (Para que se entienda mejor: en los ciclos menstruales normales la GnRH se libera a intervalos pulsátiles regulares y es la hormona que estimula la liberación de LH y FSH para que todo fluya).

↓

- La pulsación rápida supone que sea la LH la que domine sobre la FSH, cuando esto solo debería ocurrir en el pico ovulatorio. (Por eso es tan habitual encontrar en analíticas de mujeres con SOP una LH que dobla o triplica el valor de la FSH).

↓

- Muy poca FSH significa que los folículos no pueden madurar con normalidad, falta «la animadora de carreras».

↓

- La LH elevada de forma continua estimula que los ovarios produzcan más andrógenos.

↓

- Los niveles altos de andrógenos promueven la inflamación, la resistencia a la insulina y niveles altos de insulina.

↓

- Y, al mismo tiempo, los niveles altos de insulina vuelven locos a los ovarios y estos producen andrógenos de más.

Y esta es la espiral en la que acabamos metidas si no hacemos algo para remediarlo.

La predisposición genética es sin duda un factor de riesgo para desarrollar SOP; los genes que han sido estudiados y reconocidos son varios. Pero también se ha estudiado el SOP desde el punto de vista evolutivo y la aparición de múltiples folículos se ha considerado como «condición de almacenamiento de la fertilidad». La inflamación (muy habitual en un estilo de vida poco saludable) se percibe como estrés y, en este escenario peligroso, el cuerpo femenino no es apto para concebir. De esta forma, los óvulos no se pierden, pero sí se guardan como quistes para su futura utilización, cuando nuevamente tengamos condiciones favorables para la reproducción. Es una de las razones por las que a menudo se observan embarazos múltiples en pacientes con SOP.

Según un informe,[3] entre un 12 y un 21 % de mujeres jóvenes son diagnosticadas de SOP, mientras que alrededor del 70 % ni siquiera lo sospecha. No es una patología moderna, siempre ha estado ahí, pero se está disparando y no podemos seguir así. Algo estamos haciendo mal.

El SOP no tiene por qué ser una condena para siempre. Aunque es un síndrome complejo porque se deben tener en cuenta múltiples factores, es posible ponerlo en «pausa» —que no curarlo— y revertir sus síntomas en muchos casos. De hecho, mi aventura con el SOP y cómo le gané la batalla es uno de los motivos por los que, hoy en día, me dedico a ayudar a mujeres con desequilibrios hormonales.

Como decía, los factores que pueden desencadenar y promover el SOP son varios: una disfunción tiroidea, exceso de prolactina, disruptores endocrinos... Por ejemplo, la exposición prolongada a químicos —como el bisfenol A (BPA)— presentes en paquetes y alimentos enlatados pueden conducir a problemas reproductivos, incluido el SOP.

La obesidad y un alto IMC son unos de los mayores agravantes del SOP clásico. La pérdida de grasa abdominal reduce la inflamación y, por tanto, mengua toda la cadena de síntomas asociados: se reduce el nivel de andrógenos, se induce la ovulación y se restaura el metabolismo.

La pieza clave de este puzle es el control de la resistencia a la insulina o, lo que es lo mismo, mantener unos niveles de gluco-

---

3   Boyle J., Teede H.J., Polycystic ovary syndrome - an update. Aust Fam Physician. 2012 Oct;41(10):752-6. PMID: 23210095.

sa en sangre saludables y estables, así como prevenir la inflamación sistémica de bajo grado.

La inflamación es parte del sistema inmunológico del organismo, la primera línea de defensa ante intrusos que se activa para protegernos y que, en los casos de SOP, se ha demostrado que está presente de forma constante. Podemos medirla fácilmente mediante un análisis de PCR (proteína C reactiva). En la página 135 (y siguientes) encontrarás unas tablas con los principales valores analíticos.

Andrógenos. Los ovarios no son los únicos responsables

El exceso de andrógenos en las mujeres puede inhibir la ovulación y causar hirsutismo, acné y alopecia androgenética. Los andrógenos provienen de dos fuentes diferentes: los ovarios y las glándulas suprarrenales.

Las glándulas suprarrenales son dos y están ubicadas en la parte superior de cada riñón. Constan de dos partes, cada una de las cuales fabrica una serie de hormonas que tienen funciones diferentes:

- La parte externa es la corteza suprarrenal. Fabrica unas hormonas llamadas corticoesteroides que regulan el equilibrio entre el agua y las sales en el cuerpo, la respuesta del cuerpo al estrés, el metabolismo, el sistema inmunitario, el desarrollo y la función sexual.
- La parte interna es la médula suprarrenal que fabrica catecolaminas como la adrenalina, también llamada epinefrina; esta hormona aumenta la tensión arterial y la frecuencia cardíaca cuando el cuerpo atraviesa una situación de estrés.

Se estima que casi la mitad de las mujeres con SOP tiene niveles elevados de andrógenos de origen suprarrenal (se suele ver como un nivel elevado de DHEA-s en sangre). Las glándulas suprarrenales producen andrógenos a través de una respuesta exagerada a la estimulación de la hormona adrenocorticotrópica (ACTH). Es decir, el estrés crónico precede a la producción excesiva de andrógenos suprarrenales.

Este es el caso de muchas mujeres delgadas que coleccionan signos y síntomas de SOP a pesar de no ajustarse al perfil clásico. Se suele observar el patrón de la LH dominante con respecto a la FSH, la ausencia de problemas con los niveles de glucosa en sangre y DHEA-s elevados. Aunque no me gusta generalizar, porque cada persona tiene su historia, puede que te sirva como pista saber que las mujeres con SOP de origen suprarrenal a menudo responden al perfil de personas autoexigentes y perfeccionistas, que se preocupan por todo con intensidad.

Creo que ya nos vamos quedando con la copla de que no hay una solución rápida y mágica a esta condición, y así ocurrirá con cada uno de los diferentes desequilibrios. Cada mujer con el síndrome tendrá su propio SOP con nombre y apellidos, lo que significa que su solución también deberá ser personalizada y acorde.

Tener SOP es como quien es celiaco; es una condición que está ahí, eres así genéticamente, pero puedes cambiar las cosas porque, por suerte, tenemos el poder de activar y desactivar genes cuando vivimos de manera acorde con nuestra esencia. Siempre he pensado —y esto no aparece en informes científicos— que las mujeres con SOP somos de otra época. El estilo de vida moderno dispara todas nuestras alarmas.

Para cambiar el escenario que propicia la locura hormonal haremos hincapié, según el caso particular, en:

- Normalizar el metabolismo de la glucosa con un estilo de vida acorde que incluya ejercicio físico, dieta basada en alimentos saludables y normalización de ritmos circadianos (dormir cuando toca, lo suficiente y bien).
- Apoyar nuestro gran sistema *detox* —el hígado y el intestino— para no acumular hormonas innecesarias y problemáticas.
- Tratar con mucho mimo las glándulas suprarrenales: gestión emocional y del estrés que podemos apoyar con terapia psicológica y suplementos específicos.

Nota: los métodos anticonceptivos hormonales siguen reinando en los tratamientos del SOP, disfrazados de un «vamos a regular el ciclo». No es así. Un anticonceptivo —la píldora, el parche, el anillo...— suprime literalmente el ciclo menstrual; deja de existir. Y si no existe, no puede generar problemas, de ahí que sea la alternativa fácil. Me encantaría que tuvieras toda la información antes de elegir tu camino. Las elecciones conscientes funcionan así y son más libres.

Ovarios poliquísticos sin síndrome

—Me han dicho que tengo ovarios poliquísticos.
—¿Ovarios poliquísticos o síndrome de?
—...

La duda de si padecemos uno u otro es muy común. El nombre es prácticamente igual y no es raro cometer el error de decir ovarios poliquísticos cuando queremos decir síndrome. La importancia de las palabras es a veces crucial porque puedes salir de una consulta con la idea de un síndrome, cuando en realidad lo que tienes es «unos ovarios con mucha personalidad».

La principal diferencia entre ambos es que el síndrome de ovarios poliquísticos lleva asociado un problema hormonal y/o metabólico subyacente y los ovarios poliquísticos no son más que eso, ovarios que contienen múltiples quistes en su interior y que son una variante normal del ovario de una mujer.

Una mujer con ovarios de aspecto poliquístico generalmente mantiene su equilibrio hormonal y no presenta síntomas. Sin embargo, el SOP, tal y como hemos visto, sucede ante un equilibrio distorsionado e interfiere con la ovulación.

La tiroides en huelga

La tiroides es una pequeña y preciosa glándula en forma de mariposa que se encuentra en la parte baja y anterior del cuello. Dicen que la mariposa, en muchas culturas, es sinónimo de transformación y la nuestra en particular, curiosamente, también tiene la capacidad de transformarnos. Aquellas mujeres que han padecido desajustes tiroideos seguro que saben de lo que estoy hablando. De hecho, los problemas de tiroides son entre cinco y ocho veces más frecuentes en mujeres.

La tiroides desempeña un papel fundamental en la regulación, no solo en cuanto a la energía y el metabolismo, sino también en lo que se refiere a la salud reproductiva. Si la tiroides no funciona bien, tú tampoco.

Desde el principio, hemos hablado de las conversaciones que hay entre órganos a través de las hormonas, como la que tiene lugar entre el hipotálamo, la hipófisis y las glándulas endocrinas.

Podemos verlo y representarlo en forma de tres ejes: 1. eje hipotálamo-hipófisis-suprarrenal, 2. eje tiroideo-suprarrenal-ovárico y 3. eje hipofisario hipotalámico.

Esta interacción constante significa que cualquier alteración en una de las glándulas rompe la armonía de la comunicación.

a.

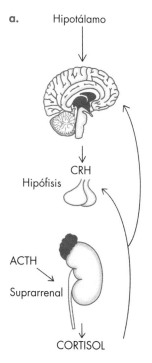

Eje hipotálamo - hipófisis - suprarrenal

b.

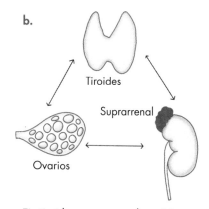

Eje tiroideo - suprarrenal - ovárico

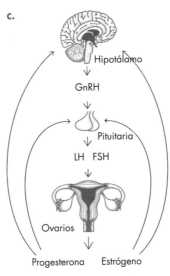

c.

Hipotálamo

GnRH

Pituitaria

LH   FSH

Ovarios

Progesterona   Estrógeno

Eje hipofisario hipotalámico

Hormonas tiroideas

En condiciones de normalidad, la tiroides produce y libera dos hormonas principales, la T3 (triyodotironina) y la T4 (tiroxina), en cantidades óptimas. La producción de estas hormonas está, a su vez, controlada por otra hormona: la TSH (hormona estimulante de la tiroides), que es sintetizada por la hipófisis. La TSH es la hormona que se encarga de pasar la voz para estimular la producción de T3 y T4.

De las dos hormonas protagonistas, la T4 es la hormona inactiva (para el almacén), aquella que recorre el torrente sanguíneo y se guarda en los tejidos, y la T3 es la hormona activa (aquella que podemos utilizar). La tiroides produce aproximadamente un 90 % de T4 y, de esta, una pequeña parte se transforma en T3. Como la T4 es una forma inactiva, no puede entrar en las células y necesitamos la T3. Por tanto, hay dos fuentes de T3: la que libera directamente la tiroides y la que se convierte a partir de la T4.

Cuando vamos a un cajero a sacar dinero, si hay fondos en la cuenta, lo obtenemos de manera inmediata. Aquí sucede algo similar. Si todo funciona de manera correcta, podremos sacar T4 del banco y tener T3 disponible cada vez que la necesitemos y en la cantidad exacta.

Tenemos una subdivisión más: la T3 puede convertirse en dos formas diferentes:

- T3 libre, la forma activa y libre.
- T3 reversa, la forma inactiva.

Nuestro cuerpo tiene que decidir constantemente si convierte la T4 en T3 libre o reversa. Cuando la mayor parte es convertida en T3 libre, las células pueden obtener la hormona que necesitan y todo va bien, pero si sucede lo contrario y hay un exceso de T3 reversa, somos como un coche intentando andar con el freno de mano puesto.

Un exceso de T3 reversa no sucede por casualidad; su fin es frenar el metabolismo en momentos de estrés extremo como mecanismo de supervivencia.

Hablemos de disponibilidad

Necesitamos un colega que lleve y acompañe las hormonas tiroideas allá donde vayan y, en este caso, este colega es una proteína a la que conocemos como TBG (globulina fijadora de tiroxina). De este modo, cuando la T4 y la T3 van acompañadas o unidas a la TBG, no están disponibles para su uso.

Un cuerpo en equilibrio mantiene un nivel adecuado de TBG. Pero, como siempre, hay factores que pueden desestabilizar la producción de TBG; los principales son los siguientes:

- El estrógeno (de nuevo): la TBG se produce en el hígado y su síntesis se incrementa por la acción de los estrógenos. Cuando hay demasiada TBG se une más hormona tiroidea de lo normal y puede desarrollar hipotiroidismo.
- Andrógenos o corticoides: disminuyen la síntesis de TBG. Muy poca TBG significa que no se une suficiente hormona y puede derivar en hipertiroidismo.

Si quisiéramos ver la disponibilidad que tenemos de hormona tiroidea, tendríamos que fijarnos en sus formas libres, es decir, T4 y T3 libres en analítica, aquellas no ligadas a proteínas y que están disponibles para ser usadas.

Convierte, convierte

Cuando cualquier parte o rincón de tu cuerpo necesita hormona tiroidea, la máquina se pone en marcha para convertir los depósitos de T4 en T3 y debe hacerlo con carácter urgente para proveer de energía a cada célula que la necesita.

Cuando haces deporte, las células de tus músculos dicen: «Necesito hormona tiroidea y la necesito ya». Y lo mismo sucede cuando estudias, porque las neuronas necesitan más hormona, y así en cada proceso que tu cuerpo lleve a cabo día tras día.

Vamos a desvelar ahora el misterio de cómo tu cuerpo convierte la T4 en T3. Entra en juego una superenzima llamada deiodinasa capaz de catalizar la pérdida de un átomo de yodo. Como la T4 tiene dos átomos de yodo y la T3 solo uno, si hacemos cuentas, quitamos uno a la T4 y nos quedamos con una bonita T3 lista para entrar en tus células. Esta enzima tan crucial necesita algunos nutrientes para funcionar bien y estos son el selenio, el zinc y el hierro. ¡Vaya! ¡Parece que la dieta importa!

Y después, ¿qué?

Y ahora que somos unas grandes y efectivas convertidoras de hormona tiroidea y la tenemos a punto para entrar en las células, nos falta un paso más: que pueda entrar y que lo haga bien. Es en este punto donde necesitamos la ayuda del cortisol, la hormona del estrés, que es vital para un correcto y sano funcionamiento tiroideo.

Antes hemos hablado del cortisol y su relación con los problemas de estrés crónico, pero no quiero que te quedes con una visión negativa sobre él. Las hormonas no son buenas ni malas. Son necesarias. El problema viene siempre de la mano del exceso o del defecto.

Perder el equilibrio

La tiroides puede perder su equilibrio y volverse poco activa (hipotiroidismo) o demasiado activa (hipertiroidismo). En cualquiera de los dos casos, las causas detonantes que se mueven son múltiples, entre ellas: un problema con el sistema inmune, deficiencia de nutrientes básicos, disbiosis intestinal, un hígado saturado, desequilibrio suprarrenal, sobrecarga de toxinas o infecciones crónicas.

La forma en la que se percibe que existe un desequilibrio puede variar mucho de una persona a otra, pero en líneas generales, tenemos la lista de síntomas siguiente:

HIPOTIROIDISMO	HIPERTIROIDISMO
• Aumento de peso inexplicable	• Pérdida de peso
• Cansancio o fatiga	• Ansiedad
• Falta de memoria	• Palpitaciones
• Sensibilidad al frío	• Temblores
• Estreñimiento	• Diarrea
• Piel seca	• Intolerancia al calor
• Caída del pelo	• Agrandamiento de los ojos
• Calambres musculares	• Menstruación irregular
• Menstruación irregular	• Irritabilidad
• Infertilidad	
• Depresión	

Tanto si acabamos en una columna o en la otra, nuestra misión será localizar la causa y entender por qué la tiroides está trabajando a medio gas o a toda velocidad y así ser capaces de elegir el abordaje correcto que la devolverá a su estado óptimo.

El primer paso es averiguar si el sistema inmune está metido en el ajo. Para ello, pedimos una analítica y observamos si están activos los anticuerpos concretos que atacan a la tiroides: TPO (anticuerpos antiperoxidasa tiroidea) y Tg (antitiroglobulina).

Si el resultado es negativo, podemos hallarnos ante los siguientes escenarios:

- La tiroides no está recibiendo los nutrientes esenciales para producir hormona tiroidea.
- El cuerpo tiene déficit de los nutrientes necesarios para convertir T4 en T3.
- Faltan los nutrientes que se precisan para que la hormona tiroidea pueda penetrar en las células.
- Existe algún desequilibrio hormonal previo —ya sea de hormonas sexuales u hormonas del estrés— que dificulta la correcta función de la tiroides.
- Hay demasiada hormona en forma inactiva que es inaccesible para las células.

El mal de la T3 reversa

Un mal común y por desgracia poco considerado es el exceso de T3 reversa. Un freno puesto y muchas veces oculto porque no es habitual tener en cuenta este valor en la petición de análisis clínicos y nos quedamos en el «todo está bien» cuando no lo estamos viendo todo.

Los niveles altos de T3 reversa pueden ralentizar el metabolismo y ocasionar síntomas de hipotiroidismo, aunque todo lo demás esté aparentemente bien. La T3 reversa es un mecanismo diseñado para momentos de estrés extremo, un modo de ahorro de la energía y del metabolismo.

Podemos presentar niveles elevados de T3 reversa por diferentes motivos, entre los que destacan las dietas restringidas en calorías, enfermedades o infecciones crónicas, inflamación (autoinmunidad, resistencia a la insulina, disbiosis intestinal) o estresores emocionales.

Un sistema inmune que ataca a la tiroides

El sistema inmune tiene como misión protegernos cada día de gérmenes y microorganismos. Es nuestro sistema de defensa. Cuando se detectan sustancias invasoras, existen varios tipos de células que trabajan de forma conjunta para reconocerlos y responder ante la amenaza.

El problema viene cuando, por error, el sistema inmune ataca a órganos y tejidos sanos como si fueran el enemigo. Aquí comienza lo que conocemos como enfermedades autoinmunes y, de las muchas y diversas conocidas que existen, la tiroiditis autoinmune es una de las más frecuentes. ¿Y en qué consiste? Pues los anticuerpos mencionados anteriormente —los TPO y TG— se convierten en un ejército de soldaditos dedicados a atacar la glándula tiroides día y noche. ¡Imagina el descontrol que tiene que haber en un cuerpo para llegar a semejante autodestrucción! Hoy en día sabemos que cerca del 90 % o más de los casos de hipotiroidismo son de origen autoinmune, y se han bautizado como enfermedad de Hashimoto. Por el contrario, si se da el caso de tiroides hiperactiva en el contexto de autoinmunidad, se denomina enfermedad de Graves.

Por tanto, merece mucho la pena indagar y poner nombre a las cosas que nos pasan, porque es la única manera de poder corregirlas. ¡Pregunta a tus anticuerpos, mídelos, porque tienen mucho que decir!

Como factores de riesgo para desarrollar autoinmunidad se incluyen antecedentes familiares y desencadenantes ambientales, como alimentación inflamatoria, exposición a toxinas, permeabilidad intestinal, estrés. En definitiva, estilos de vida que se alejan mucho de lo que nuestro cuerpo espera a partir de como fue diseñado.

Cuando conocí a Laura, me dijo que recurría a mí como última opción y, aunque es muy halagador en parte, también supuso para mí algo de presión extra. A pesar de que «aparentemente» todas sus pruebas analíticas estaban bien, ella sabía que algo fallaba. No recordaba la última vez que se había sentido con salud y bienestar, y llevaba a cuestas cientos de dietas desde los ocho años.

Sus ciclos se habían vuelto locos; llegó a estar un año sin ver su menstruación. Este era un claro ejemplo de menstruación como signo vital. La señal era evidente. Su cuerpo gritaba, a su manera, que había algo estropeado.

Media vida con problemas permanentes de estreñimiento e hinchazón fueron una pista clave. Coleccionaba cada uno de los síntomas clásicos de una tiroides hipoactiva y, cuando conseguimos la analítica completa, lo supimos. Los anticuerpos disparados ponían de manifiesto un cuadro de hipotiroidismo autoinmune.

Nos pusimos en marcha con una pauta nutricional enfocada en solventar sus problemas digestivos, bajar la inflamación y cargarla de nutrientes. Y aunque recuperar un sistema inmune alterado lleva su tiempo, cuando nos volvimos a ver al cabo de dos meses, Laura era otra. O, mejor dicho, era ella de nuevo. Había recuperado hasta el buen humor. Tiempo después su menstruación nos confirmó que habíamos dado en la tecla. Y a día de hoy está embarazada.

Al igual que ocurre con otras patologías como el SOP, no podemos «curar» literalmente la condición autoinmune, pero sí revertir la autoinmunidad apoyando al sistema inmune y reduciendo la inflamación subyacente. En la parte III de este libro, haré un viaje a la raíz de la autoinmunidad.

En consulta no se hace magia. No hay milagros. Lo que sí se hace es preocuparse de conocer y comprender cómo funciona todo. Buscar y encontrar. A partir de ahí, se usan las herramientas necesarias para devolverle al cuerpo su equilibrio.

Puedes pasarte años probando cosas sin apenas lograr avances, o puedes empoderarte de tu salud y ofrecerte a ti misma una tregua. No hay parches que sostengan desequilibrios para siempre.

La conexión tiroides – ciclo menstrual

Ahora que sabemos que cada célula de nuestro cuerpo necesita de hormona tiroidea, podemos entender mejor que un ciclo saludable requiere de valores ideales de hormona tiroidea. Cualquier disfunción tiroidea puede ocasionar irregularidades en el ciclo menstrual y problemas de fertilidad. Quien diga lo contrario o miente o desconoce.

- Tanto una tiroides hipoactiva como una hiperactiva interfieren en la producción de FSH y LH, y pueden alterar la ovulación.
- Los folículos ováricos también necesitan hormona tiroidea para desarrollarse correctamente.

- El hipotiroidismo disminuye la sensibilidad a la insulina; de ahí que existan numerosos casos de mujeres que combinan SOP e hipotiroidismo.
- El hipotiroidismo reduce la globulina fijadora de hormonas sexuales (SHBG) que es como un barquito en el que viajan las hormonas. Si hay muy pocos barcos, habrá más hormonas circulando libremente y muchos estrógenos y andrógenos libres tienen su peligro.
- En hipertiroidismo, los niveles de hormona liberadora suelen estar aumentados y eso desencadena, a su vez, un incremento de prolactina que interfiere en la producción de estrógeno ocasionando irregularidad.

Necesitamos una tiroides a pleno rendimiento para gozar de buena salud y mantener el sistema reproductivo funcionando sin problemas. Una tiroides ralentizada está de alguna forma robando energía, aquella que tanto necesitamos para mantener un ciclo sano.

Adónde se fue

Creo que todas sabemos lo que es perder algo que forma parte de nosotras. Y, si no lo sabemos todavía, lo haremos antes o después. Porque la vida es así, nos pone y nos quita, y nos abre camino a la experiencia.

Amenorrea no suena muy bien, ¿verdad? Esta palabra de raíces griegas significa «desaparición de la menstruación». Sí, más bien suena francamente mal y, a veces, hasta produce temor en lo más profundo de nosotras, en especial cuando no entendemos ni por qué estamos aquí, ni cómo salir de esta situación.

Podemos poner la etiqueta de amenorrea cuando llevamos al menos seis meses seguidos sin recibir la visita de nuestra menstruación. Dentro de la amenorrea se diferencia entre primaria —menos frecuente y se refiere a la de las mujeres que con 16 años aún no han menstruado— y secundaria, que es la que ocurre cuando una mujer ha estado menstruando con normalidad, pero de repente deja de hacerlo. Vamos a ponerle un par de apellidos a esta forma tan común de amenorrea secundaria que aflige a tantas mujeres: amenorrea hipotalámica funcional (AHF).

Mi menstruación, que es tan mía, ¿dónde se fue? ¿Qué está pasando?

Es una mezcla entre frustración y desasosiego. Incluso, en ocasiones, nace la creencia de estar «taradas», como si algo dentro de nosotras no funcionase correctamente, como si tuviéramos que pedir disculpas por no parecer completas.

Cuántas veces hemos oído la frase: «Uno no sabe lo que tiene hasta que lo pierde»; de tan repetida resulta un incordio. Parece estar pensada y escrita para nosotras. Todas las mujeres que he conocido y que alguna vez han vivido un periodo de amenorrea, cuando se recuperan, valoran infinitamente más sus ciclos. Sucede en ellas una especie de transformación y de íntima conexión con sus cuerpos.

Debo decirte que la amenorrea resulta algo tan natural como el propio ciclo. No es una enfermedad. No es una maldición ni una tara que lleves a cuestas. No hay nada malo en ti. El hecho de que los últimos meses no hayas tenido el inmenso placer de recibir la visita de tu menstruación es una señal de alerta. Es un mensaje lanzado por tu organismo para avisarte de que algo no anda del todo bien. Algo está sucediendo dentro de tu cuerpo y es muy probable que si hoy estás pasando por este trance, no sepas ni por dónde empezar.

Ciertamente, un viaje al origen puede resultar complicado, teniendo en cuenta que no estás en tu mejor momento. La ausencia de tu menstruación puede ser indicador de uno o varios problemas que habrá que resolver.

Tu cuerpo es tan perfecto que ante una señal de peligro es capaz de poner en marcha todo un sistema de ahorro. ¿Y adivinas qué es lo primero en lo que va a ahorrar? Si no puedes mantenerte a ti misma, difícilmente podrás mantener otra vida o, dicho de forma aún más clara, no puedes mantener un bebé. Por tanto, ovular carece de sentido y supone un consumo de energía difícil de sostener en un momento de supervivencia.

Lejos de ser una tara, el hecho de que no menstrúes significa que tu cuerpo funciona de maravilla, como la máquina perfecta que es y para lo que fue diseñada. Olvídate de culpas y de preguntas existenciales. En cambio, puedes decir gracias. ¡Gracias, cuerpo! No solo por intentar mantenerme en pie, sino también por la señal de humo que me estás enviando para que ponga el freno.

A veces nos exigimos hasta niveles insospechados, hasta la extenuación. Y, en algún momento, tenemos que plantearnos dejar de rebasar esos límites en los que dejamos de ser mujeres felices y libres.

Así pues y en pocas palabras, perdemos de vista la menstruación en el momento en el que dejamos de tener energía. No hay una única causa, pueden ser varias al mismo tiempo. Dejar de tener energía deriva de comer poco, entrenar demasiado, albergar una mente rumiante que nos pone a prueba cada minuto de nuestra vida... Exigencias y más exigencias.

El hipotálamo no entiende de estos «rollos modernos». Él es muy primario e intentar convencerle de que quieres menstruar y marcar *six pack* es una batalla perdida. Tu hipotálamo solo necesita saber que no hay peligro; es decir, que tiene alimento de sobra disponible y que no te persigue un león las 24 horas del día. Es importante que sepas que no diferencia un estrés de otro: el que te produce trabajar de más, tus relaciones personales y desavenencias, tus noches sin dormir... El estrés es estrés y la respuesta es la misma.

En estudios que han comparado características psicológicas de mujeres con amenorrea y mujeres con menstruaciones normales, se ha observado que las mujeres con AHF muestran actitudes disfuncionales, especialmente las que se asocian con necesidad de aprobación, mayor dificultad para hacer frente al estrés diario y mayor tendencia a la dependencia interpersonal. También parecían ser más propensas al perfeccionismo.

Cada mujer tiene su propia línea roja. Estoy segura de que ahora mismo te estarás preguntando por qué otras mujeres mantienen sus periodos si entrenan, comen y viven igual que tú. Estas son comparaciones odiosas que no te hacen ningún bien. Todas somos únicas y, por ello, te corresponde a ti buscar tu propio y particular equilibrio.

Para convencer al hipotálamo de que las condiciones vuelven a ser óptimas para retomar el ciclo menstrual, en muchos casos no bastará con comer más. Puede que sea el inicio de un camino más largo de autoconocimiento y cambios internos. Por eso, a menudo se combina la terapia nutricional con la psicológica en la incesante búsqueda del equilibrio.

Mi mensaje para ti: no tengas miedo, no tienes que hacerlo sola. Tu cuerpo menstrúa, sabe hacerlo, confía en él. Fluye. Date permiso para equivocarte las veces que haga falta. No te centres en buscar cada día en tus braguitas esas gotas de sangre que tanto anhelas y valora cada pequeño paso que des, porque todo avance cuenta.

Todo empezó el último día de regla con la última pastilla anticonceptiva que decidí tomar. En aquella época, había perdido mucho peso por un sinfín de problemas intestinales que se iban alargando en el tiempo sin que nadie intentara descubrir el origen. «Si todo me sienta mal, seguro que las anticonceptivas no ayudan», pensé entonces. Ese 31 de marzo de 2018 no sabía que no volvería a menstruar.

Al principio no me preocupé, pensé que sería normal después de 10 años de tomar pastillas. Pero al cabo de unos meses me agobié y empecé a odiar la frasecita que no dejaban de repetirme cuando intentaba desahogarme: «Qué suerte no tener la regla, ¿de qué te quejas?». Y también aquella otra que marcó un antes y un después en mis ganas de empezar a buscar razones: «Más fértil serás cuando quieras ser madre, ahora estas ahorrando óvulos». ¿PERDONA? ¿Si no quería ser madre, no tenía derecho a querer buscar mi salud? Tocada y hundida. Estaba sola y nadie entendía mi angustia.

Durante los dos primeros años creí que lo conseguiría yo sola, pero esa soledad me fue quitando fuerzas. En cada visita al baño miraba mis braguitas, siempre con un salvaslip pegado por si acaso, ¡maldita esperanza obsesiva! Por aquel entonces, fui a mi ginecólogo y me dijo que la regla no me visitaría con mi bajo peso, que me relajase y que comiese, sin importarle que yo le tuviera pánico a la comida por mis horribles dolores de tripa. Pedí una segunda opinión y ahí llegó la que me negaba a aceptar: la única solución era volver a las anticonceptivas. Las tomé desesperada, pero no es difícil adivinar qué pasó cuando las dejase tras 3 meses. La menstruación se fue junto con ellas. Me quedó claro que no hay parche que cure. ¿Por qué nadie miraba más allá y todo se quedaba en engordar o tomar pastillas? Busqué más opiniones, me dieron suplementos de todo tipo y nada cambió.

De repente, un día cualquiera, de esos oscuros donde te culpas por todo y te sientes tu peor enemiga, encontré a María en redes y empecé a seguirla, pero al cabo de unos meses tuve que dejar de hacerlo porque al leer lo que compartía me entraban ganas de darme cabezazos contra la pared, incapaz de entender por qué el miedo a intentar recuperar mi menstruación después de todas las vueltas que había dado para conseguirlo me llenaba de inseguridad y frustración y me paralizaba. Pasaba días hecha polvo emocionalmente, en una lucha interna entre seguir intentándolo o darme por vencida. No sabría decir la de veces que lloré pensando que no me recuperaría nunca, pero no han sido ni la mitad de las que mi sentimiento de culpa no me dejaba vivir. ¿Por qué a mí?

Si no había menstruación, era porque algo que hacía no era lo adecuado para mí en ese preciso momento, eso lo tenía claro. Pero ¿qué me estaba haciendo a mí misma? ¿En qué fallaba? Maldita necesidad de perfeccionismo, maldita autoexigencia y maldita sensibilidad. ¿Por qué soy así? Era una pregunta que me obsesionaba cada día.

Todo esto me atormentaba y, junto con mis niveles de estrés y ansiedad que me dejaban sin aliento, era un cóctel molotov a punto de explotar. Decidí acudir a terapia y ¡qué regalo! Empecé a perdonarme, a comprenderme, a soltar el control, a dar valor a mi sensibilidad y a dejar de creer que era una mujer débil por sentirlo todo tantísimo. Validé mis emociones y conocí mis límites.

Unos meses más tarde, todo seguía igual respecto a la regla y en mi cabeza ya solo quedaba una opción: la de buscar la ayuda de alguien que me escuchase y no me mirase con mil prejuicios. Me armé de valor, cogí hora en la consulta de María y me llené de esperanza. Ya no podía hacerlo sola. No quería. Necesitaba una mano que me agarrara y me dijera: «Tranquila, estoy aquí». Y llegó la cita. Hablamos de mi intestino rebelde desde pequeña, de mi SIBO (sobrecrecimiento bacteriano), de esa menstruación en huelga y de cómo me sentía (sí, por primera vez no era solo una «amenorreica»). Me sentí en paz y de pronto el sentimiento de que no lo conseguiría se esfumó.

Tratamos los problemas digestivos, empecé a alimentarme sin miedo y a nutrir mi cuerpo dándole la energía que tanto necesitaba; dejé el deporte porque estaba agotada y comencé a dormir más; lidié con el perfeccionismo y el estrés, y me deshice de la ansiedad. Y sí, de esta forma gané peso, el que mi cuerpo necesitaba para reactivarse, porque un cuerpo perfecto sin salud no hace feliz.

Durante el camino tuve momentos en los que perdía la esperanza, pero ya no estaba sola, ella me entendía y me devolvía la calma. Así todo dolía menos. En 6 meses mi tortura terminó, vi esa preciosa sangre que me tuvo dos horas llorando, sintiéndome enormemente agradecida. Estoy segura de que cada paso que di fue necesario: la terapia, recuperar el intestino, nutrirme, descansar, confiar y mucho amor.

SAIOA

Superwoman no existe

Somos educadas y crecemos en ambientes donde más es mejor. Llevamos en nuestra gran mochila la idea del «deber» y de una perfección inexistente y utópica. Se nos exige y nos exigimos «llegar a todo y a todos» olvidándonos por el camino. Se

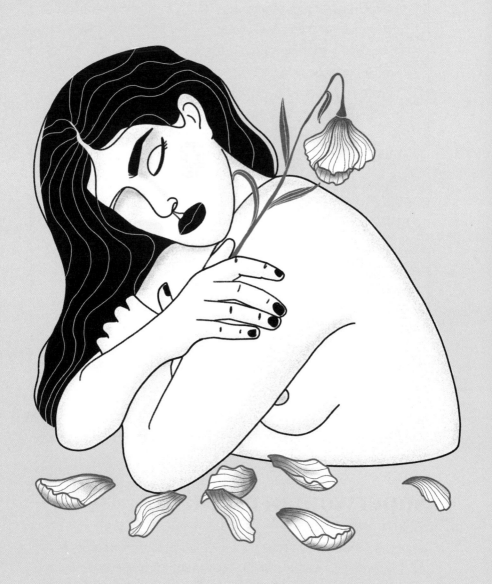

nos enseña a ser trabajadoras, madres, amigas, compañeras, amantes, pero rara vez se nos enseña a escucharnos con algo de empatía hacia nosotras mismas y acabamos viviendo vidas que no son la nuestra. En ese intento de querer llegar a todo, en esa línea entre lo que deseamos hacer y lo que creemos que tenemos que hacer, existe una parte de nosotras que se mueve entre la frustración y el agotamiento.

Y lejos de ese «pensé que así tenía que ser», nuestras glándulas suprarrenales, completamente ajenas a la cultura y los deberes, arrastran y soportan cada tirón. Trabajar hasta la extenuación, entrenar, noches de insomnio, comidas rápidas y carentes de nutrientes se van sumando mientras hacemos malabares para sostenernos en pie. Estrés que llega desde distintas vías día tras día. Durante un tiempo parece que podemos con eso y más, nos sentimos Superwoman. Ese poder de la adrenalina que parece hacernos vibrar en el momento tiene un tope: el que nuestro cuerpo sea capaz de aguantar.

Las glándulas suprarrenales en alerta roja reaccionan con la misma respuesta hormonal, ya se trate de un suceso estresante aislado o cronificado. Lo intentan, hacen lo que pueden, pero no fueron diseñadas para una tormenta así y, al final, antes o después, acaba pasando factura. Vivir durante meses, o incluso años, al límite de nuestras posibilidades físicas y emocionales supone un desgaste que muchas veces deriva en desequilibrios múltiples que tienen en común la elevación permanente del cortisol. La respuesta del organismo ante el estrés tiene prioridad sobre todas las demás funciones metabólicas. Sobrevivir siempre es el objetivo.

La elevación del cortisol en momentos puntuales forma parte de un sistema que nos ayuda a lidiar con amenazas percibidas. Sus tres funciones principales incluyen:

1. Aumento de los niveles de glucosa en sangre para que podamos huir (correr) o luchar contra los enemigos.
2. Aumento de la tensión arterial.
3. Disminución de la respuesta inmune que altera la regulación natural del organismo.

Cualquier función corporal no necesaria para sobrevivir puede verse afectada, como es el caso de la digestión y los órganos reproductivos. Superwoman a medio-largo plazo puede sufrir resistencia a la insulina o diabetes, aumento de peso, problemas digestivos, insomnio, más facilidad para ser víctima de infecciones o virus, ansiedad, depresión, alteraciones de tiroides y una larga lista de afecciones más.

«Fatiga suprarrenal», disfunción del eje HPA o el «hasta aquí hemos llegado»

El problema de Superwoman no son las glándulas suprarrenales. Recordemos que todo está conectado y, por tanto, las suprarrenales hacen y deshacen todo cuanto el cerebro manda; es decir, que la disfunción forma parte de la compleja red que conocemos como eje hipotálamo-hipófisis-suprarrenal (HPA). La literatura científica no contempla el concepto de «fatiga suprarrenal»; sin embargo, existe muchísima información acerca del eje HPA y su conexión con la enfermedad crónica.

Cuando mantenemos activo durante mucho tiempo un sistema que está preparado para sobrevivir a amenazas concretas y específicas esto provoca diversas alteraciones fisiopatológicas. Podríamos llamarlo «desajuste evolutivo»: el entorno cambia más rápido de lo que el cuerpo puede asumir.

La actividad normal del eje HPA se caracteriza por un ritmo circadiano con picos matutinos y marcados descensos vespertinos. La sincronización con el sol es perfecta para tener la energía que necesitamos durante el día y relajarnos cuando la luna toma el relevo.

En situaciones de estrés crónico, el eje HPA alterado se traduce en un aumento sostenido de los niveles de cortisol y aplanamiento de la curva debido a la elevación vespertina. En estos casos comenzamos a sentirnos búhos, nos cuesta conciliar el sueño y no descansamos bien.

Como el eje HPA regula toda una serie de procesos, además de la respuesta al estrés —como la digestión, el sistema inmunológico, el estado de ánimo y las emociones—, podemos llegar a padecer los siguientes desórdenes:

- Tensión arterial elevada
- Enfermedad cardiovascular
- Dificultad para dormir
- Fatiga crónica
- Problemas intestinales
- Problemas en la piel
- Fluctuaciones de peso
- Libido baja

- Trastornos de ansiedad o depresión
- Enfermedades autoinmunes
- Desequilibrios hormonales

El estrés crónico es implacable y uno de los grandes males de la edad moderna. Te desgasta día tras día. Es una nube de insatisfacción constante que, quienes lo padecen, tienden a acostumbrarse e insensibilizarse mentalmente tiñéndolo de normalidad. Pero los cuerpos no. Los cuerpos no se acostumbran cuando se exceden los límites. El «hasta aquí hemos llegado» del cuerpo es el inicio de la enfermedad.

Conexión eje HPA - ciclo menstrual

La conexión entre un eje HPA disfuncional y el ciclo menstrual es un auténtico efecto dominó. Los niveles de cortisol hasta el infinito y más allá interfieren en nuestras hormonas sexuales. Sabemos que:

- El cortisol amortigua la secreción de GnRH (hormona liberadora de gonadotropina) cuyo efecto directo es la disminución de liberación de FSH y LH.
- Al inhibirse directamente la producción de FSH y LH, la ovulación puede verse comprometida.
- La producción de estrógeno, progesterona y testosterona también se verá alterada con el paso del tiempo.
- El cortisol bloquea los receptores de progesterona y la consecuencia es un déficit que se traduce en síndrome premenstrual, problemas de fertilidad, ansiedad y, en ocasiones, manchado previo a la menstruación.

Resumiéndolo llanamente: no estamos preparadas para vivir en amenaza constante y, sin embargo, lo hacemos. Y este es uno de los motivos por los que muchas mujeres no consiguen mantener el equilibrio hormonal a pesar de todos los intentos. Y es que, ¿quién en su sano juicio pensaría en procrear con un león pisándole los talones?

Hablo de mujeres que se alimentan bien, hacen ejercicio con regularidad, respetan las horas de sueño, pero no están ovulando o tienen ciclos irregulares o incluso ausentes. Mujeres que alguna vez creyeron que debían ser perfectas sin entender que esta búsqueda de la perfección puede ser parte del motivo que les impide conseguir su objetivo. El cuerpo puede percibir estrés sin que nosotras lleguemos a darnos cuenta y el exceso de control desmesurado es una amenaza silenciosa.

—Hasta aquí hemos llegado —dijo el cuerpo.

—¡Imposible! Hoy tengo cuatro reuniones, sesión de cardio en el gimnasio, he de recoger a los niños en el cole y seguir estudiando por la noche. Soy Superwoman —dijo la mente.

—Superwoman no existe —respondió el cuerpo—. Es hora de empezar a priorizarte.

—Mamá, ¿por qué no eres contigo tan indulgente como lo eres con los demás?

Esas palabras, llenas de cariño y empatía, fueron como un aldabonazo que sacudió todos mis rincones, cuando yo ya era una abuela de 55 años. No supe qué contestar porque ni siquiera era consciente de que actuara así. Pero lo cierto es que andaba siempre disculpando a los demás a la vez que me exigía a mí misma casi hasta la extenuación para ser una profesional competente, una madre informada, alegre y ejemplar, una amiga y compañera dispuesta a ayudar a todos en todo... porque «¡Pobre! Si puedo echarle una mano...». ¡Y mientras el cuerpo aguante!

Anteponer mi voluntad a la necesidad de los otros siempre lo había identificado como aquel egoísmo del que había que huir. Por el contrario, esa autodisponibilidad permanente nunca la había percibido como una carga o como algo agobiante, sino como una fuente de felicidad, de satisfacción por el trabajo bien hecho o por la ayuda prestada. Muchas veces me sentía exhausta, pero nunca infeliz. Me educaron así y siempre intenté ajustarme a ese rol aprendido e interiorizado. Toda la vida aspiré a ser Superwoman.

Ahora me encuentro en un «proceso de desescalada»: paulatinamente intento aumentar el tiempo que me dedico a mí misma y disminuyo el que dedico a los demás procurando alcanzar un equilibrio razonable. Como ejemplo de cosas que me están resultando —o me han resultado— difíciles en este proceso está el salir a la calle sin el móvil (¡Si alguien me necesita, no puede localizarme!), decir «NO» a una solicitud (¡Podría cambiar mis planes y decirle que sí!), dejar de ofrecer ayuda o soluciones no pedidas (¡Si a mí no me cuesta nada y puedo ahorrarle mucho tiempo!) y aceptar ofrecimientos de ayuda que otros me brindan (¡Para qué voy a molestarle si yo puedo hacerlo sola!).

MER. B

Endometriosis. La enfermedad silenciada

Solo leer o escuchar la palabra asusta. Significa «crecimiento de la capa interior del útero fuera de él». Así es la endometriosis, una afección en la que el tejido endometrial se desarrolla comúnmente alrededor de los ovarios, de las trompas de Falopio, en el revestimiento del abdomen y en el intestino o la vejiga.

Al igual que sucedería en el útero, en todas aquellas áreas en las que se desarrolle tejido endometrial habrá respuesta a las fluctuaciones hormonales del ciclo menstrual con el correspondiente engrosamiento, descamación y sangrado. La diferencia es que el revestimiento del útero abandona el cuerpo cada mes en forma de menstruación, pero la sangre producida en los tejidos endometriales más allá del útero no tiene modo de salir. Este aprisionamiento ocasiona inflamación, hinchazón, dolor y posibles síntomas debilitantes de mayor o menor gravedad según el caso:

- Menstruaciones abundantes y dolorosas
- Sangrado entre reglas
- Dolor en la parte inferior del abdomen, pelvis y parte baja de la espalda
- Estreñimiento
- Náuseas
- Fatiga crónica
- Relaciones sexuales dolorosas
- Problemas de fertilidad

Buscamos un por qué

La endometriosis es una afección multifacética que padecen alrededor del 10-15 % de las mujeres en todo el mundo. Hoy en día no se conoce la causa, sigue siendo un misterio sin resolver, pero tenemos sobre la mesa diferentes teorías que podrían explicar su aparición y, algo que es tremendamente importante de cara a su abordaje, algunos factores concomitantes.

La teoría más antigua y popular acerca de su origen sostiene que durante la menstruación parte del tejido endometrial que fluye hacia atrás a lo largo de las trompas de Falopio entra en la cavidad pélvica. A este fenómeno se le conoce como menstruación retrógrada y, aunque pareciera que esta teoría tiene sentido, es algo que le ocurre casi al 90 % de las mujeres, mientras que, en cambio, solo un 10 % desarrolla endometriosis.

Las mujeres con endometriosis parece que tienen mayor riesgo de sufrir trastornos autoinmunes y este hecho apoya la posibilidad de que exista una respuesta inmune defectuosa. Sin embargo, muchas mujeres con endometriosis no presentan ninguna enfermedad de tipo autoinmune, así que nuevamente encontramos limitaciones en esta teoría. En este sentido, una cuestión importante sería pensar en la disfunción inmunitaria no como origen, sino como el resultado del proceso de la endometriosis, porque sí se sabe que existe una mayor concentración de macrófagos activos y disminución de la inmunidad celular.

Otra teoría propuesta es que la endometriosis tenga su comienzo en el desarrollo embrionario, manteniéndose en silencio e inactiva hasta los cambios hormonales de la pubertad o el embarazo. Esta idea permite explicar por qué se ha observado la enfermedad en bebés y niñas.

Finalmente, entre las teorías más recientes se encuentra la de las células madre. La regeneración mensual del endometrio en cada ciclo menstrual (su reepitelización después del parto o legrado) apoya la existencia de una reserva de células madre (células indiferenciadas con el potencial de regenerarse y dar lugar a células «hijas») que, ubicadas fuera del útero, provocarían la formación de las lesiones endometriales.

No cabe duda de que la etiología de la endometriosis es compleja, a la par que multifactorial, y que queda mucha investigación por delante. Ahora bien, una vez diagnosticada la enfermedad, es imprescindible que conozcamos los factores sobre los que podemos actuar para mantener la calidad de vida y evitar la progresión de la enfermedad.

Factores en juego

En primer lugar, la mala noticia o lo que no podemos cambiar: la genética. Tener una pariente cercana con endometriosis multiplica entre siete y diez veces las probabilidades de padecerla. El endometrio de una mujer con endometriosis parece ser diferente, se produce un crecimiento celular más agresivo con una mayor expresión de la aromatasa (una enzima que fabrica estrógenos a partir de las hormonas masculinas), y una mayor expresión de esta enzima supone mayor producción de estrógenos.

Pero alto ahí. No tan rápido, porque la genética no determina el destino de nuestra salud. Los genes se expresan de una u

El equilibrio se tambalea [Comprender]

otra manera dependiendo del entorno, así que no está todo perdido. Veamos ahora dónde sí podemos actuar:

- **Inflamación.** La conexión entre endometriosis e inflamación es innegable. La endometriosis es inflamación en sí misma. Las mujeres que la padecen tienen niveles elevados de varios mediadores químicos involucrados en el proceso inflamatorio. También se ha observado un nivel más elevado de un tipo de prostaglandina, la E2, que incrementa la inflamación, la presencia de tejido endometrial y el dolor. La E2, además, aumenta la síntesis de estrógeno mediante la aromatasa. La elección de una dieta antiinflamatoria es clave, así como el equilibrio de los ácidos grasos favorecido con el consumo de omega-3.
- **Toxinas.** Hay estudios que sugieren que la exposición constante a sustancias químicas puede contribuir y agravar la enfermedad. Debemos esforzarnos en reducir, en la medida de lo posible, la exposición y la carga tóxica del organismo.
- **Glucosa en sangre.** Los altos niveles de azúcar en sangre contribuyen notablemente en la inflamación generalizada. Es una de las piezas clave para recuperar el equilibrio y la salud. Y no se trata solo de no consumir azúcar tal y como la conocemos, sino de plantear pautas nutricionales que apuesten por alimentos reales y priorizar vegetales, proteínas de calidad y grasas saludables que contribuyan a mantener estables nuestros niveles de glucosa.
- **Hormonas en orden.** A lo largo de todo el libro, hemos ido viendo la importancia de mantener el orden para que exista armonía. Las hormonas sexuales (estrógeno, progesterona y testosterona), las suprarrenales (cortisol y DHEA) y las tiroideas tocan en la misma orquesta. En el caso de la

endometriosis, el metabolismo de los estrógenos es un pilar básico. Sabemos que es una enfermedad estrógeno dependiente y, por tanto, uno de los objetivos es modular la producción y mejorar la eliminación, porque eso nos ayudará a frenar su avance.

- **Microbiota.** La disbiosis (desequilibrio en la microbiota intestinal) está detrás de diversas afecciones, como las malas digestiones, la malabsorción de nutrientes, la desregulación del sistema inmune y la inflamación crónica. La flora beneficiosa, esa gran pandilla de bichitos buenos que viven en nuestro intestino, tiene muchas funciones importantes y, dada la conexión entre el exceso de estrógenos y un intestino alterado, mimar el microbioma debe estar entre nuestras prioridades.
- **Estrés.** El mal del siglo, aquel que debilita el sistema inmune a la par que favorece la inflamación crónica y altera la regulación de la glucosa en sangre. El estrés perturba el equilibrio desde todos los ángulos, lo mires por donde lo mires. ¿De verdad el estrés puede empeorar la endometriosis? Rotundamente, sí. Está conectado con todos los factores agravantes.
- **El sueño.** Dormir no es solo cerrar los ojos. Mientras dormimos, el cuerpo se recarga y sana. La falta de sueño altera las hormonas: aumenta el cortisol y también, como efecto dominó, los niveles de azúcar en sangre; la FSH y la LH son liberadas mientras dormimos. El equilibrio hormonal se tambalea cuando no hay un descanso óptimo.

Un diagnóstico que llega tarde

La normalización del dolor tiene consecuencias y, en el caso de la endometriosis, son devastadoras. En varias ocasiones, la endometriosis ha sido apodada como «la enfermedad silenciada» porque de media, desde que una mujer empieza a padecer los síntomas, tarda unos ocho años en ser diagnosticada.

La creencia popular, errónea y sostenida de que la menstruación es un proceso doloroso por naturaleza nos está robando calidad de vida y casi el derecho a ser escuchadas; se estima que una mujer con endometriosis visita, de promedio, en torno a cinco médicos distintos en busca de respuestas.

El cambio es urgente tanto en el sistema médico como en la mujer paciente. Necesitamos ese empuje que otorga el empoderamiento y el conocimiento de nuestros cuerpos para no caer en la trampa de que la ciclicidad se sufre. El dolor no es normal y debemos escucharlo.

A través de la piel

El órgano más grande. Aquel que nos viste, dinámico y cambiante. La capa límite entre el ser humano y el medio ambiente es nuestra piel. Es frontera y punto de contacto con el mundo exterior y funciona al mismo tiempo como receptor y emisor.

Todos los estados cutáneos condicionan el aspecto personal: modifican tanto la imagen que tenemos de nosotras mismas como la que ofrecemos a los demás. Y con el que más comúnmente nos encontramos hoy es, sin duda, el acné.

El impacto psicológico del acné puede ser demoledor, estigmas aparte, sobre todo teniendo en cuenta que, por lo general, aparece en la cara, que es la zona más expuesta y la que más solemos cuidar. Por eso, es habitual que muchas mujeres con acné lleguen a sufrir angustia, irritabilidad e incluso depresión.

Todas podemos tener alguna espinilla de vez en cuando, en función de la fase del ciclo en la que nos encontremos, pero cuando el acné se presenta de manera más severa diferenciamos entre:

- **Acné vulgar:** generalmente, se presenta en forma de pequeños granitos blancos, puntos negros y/o enrojecimiento en la zona T de la cara. A veces, también aparece en el pecho o la espalda.
- **Acné quístico:** protuberancias grandes y duras debajo de la piel, más profundas, y suelen causar dolor que puede durar semanas o incluso meses. Tiende a aparecer a lo largo de la mitad inferior de la cara, alrededor de la línea de la mandíbula, así como en el pecho, el cuello, la espalda y los hombros.

Causas del acné

Después de conocer muchos casos de mujeres con acné, he llegado a la conclusión de que, de forma generalizada, se les suele decir que la causa es hormonal, pero en mi humilde opinión, creo que nos quedamos a medias con la explicación. Sin duda, el desequilibrio hormonal influye en la aparición del acné, pero a continuación deberíamos preguntarnos: ¿cuál es la causa de ese desequilibrio hormonal?

Esta pregunta o, más bien su respuesta, es clave. Si suponemos que existe un desequilibrio hormonal y, automáticamente, nos vamos por la vía rápida (la píldora), no estamos resolviendo el problema de base. Así es como se inicia el bucle del miedo que mantiene a las mujeres enganchadas a un medicamento con el terror de regresar al punto de partida.

Hormonas implicadas

El primer paso es identificar qué hormonas están desequilibradas:

- **Dominancia de estrógeno:** cuando se rompe el delicado equilibrio entre el estrógeno y la progesterona a favor del primero, los efectos son de gran alcance e incluyen el acné. En muchas ocasiones, el hiperestrogenismo viene dado por niveles de estrógeno normales, pero una baja progesterona, la cual sabemos que actúa como un inhibidor de la 5-alfa reductasa (enzima responsable de la transformación de la testosterona en su principal metabolito cinco veces más activo, la dihidrotestosterona), por lo que podría esperarse que su papel se viera limitado al reducir la actividad de las glándulas cebáceas.
- **Exceso de andrógenos:** la actividad de los andrógenos sobre el folículo sebáceo aumenta la producción de sebo. Tanto un nivel alto de andrógenos como la hipersensibilidad de las glándulas sebáceas a un nivel normal de andrógenos causa un aumento en la producción de sebo.

La antesala

El acné es solo la punta del iceberg, lo que vemos desde fuera, pero dentro se está gestando una gran batalla. Examinemos cómo llegamos al desequilibrio hormonal que desencadena el acné y qué otros factores pueden estar implicados:

- **Factor mala alimentación - insulina elevada:** los altos niveles de insulina y el factor de crecimiento, una hormona similar a la insulina (IGF-1), aumentan la producción de sebo y generan inflamación sistémica constante. Además, promueven la síntesis de andrógenos en los ovarios; vamos, que se vuelven locos. Los receptores de IGF-1 están presentes en las glándulas sebáceas responsables de producir sebo. Cuando el IGF-1 se une a estos receptores, estimula la producción de sebo. Los lácteos, en particular la leche, contienen IGF-1 y resultan bastante insulinotrópicos. Aunque hay mucha discrepancia al respecto y estudios contradictorios, suelo sugerir siempre retirarlos temporalmente a modo de prueba. Las dietas de alto índice glucémico y consumo elevado de productos ultraprocesados contribuyen especialmente a la cronificación del acné y, en muchos casos, esto se resuelve haciendo cambios en la alimentación siempre que no haya otros factores implicados.
- **Factor sistema *detox* alterado:** cuando nuestro sofisticado y maravilloso sistema *detox* no funciona como debería, cuesta mantener el equilibrio hormonal:
  - Si el hígado está saturado y no puede descomponer y eliminar las hormonas y los xenoestrógenos de manera efectiva, el resultado son formas más potentes y tóxicas de estrógeno y testosterona circulando por el torrente sanguíneo.
  - Una vesícula biliar que no produce suficiente bilis supondrá una mayor dificultad a la hora de llevar las hormonas del hígado al intestino para ser evacuadas.

- Cuando el intestino tiene problemas y existe tendencia al estreñimiento, la falta de evacuación conduce a la reabsorción de hormonas descompuestas y tóxicas en el torrente sanguíneo.

- **Factor disbiosis intestinal:** aparte del estreñimiento, hay más alteraciones que pueden contribuir a la aparición y mantenimiento del acné. La piel y el sistema digestivo están estrechamente conectados y cada vez vemos más casos de acné relacionados con este factor. La salud de la microbiota es esencial y los desequilibrios en las diferentes bacterias intestinales (un intestino permeable) pueden dar la cara en forma de acné.

   Por ejemplo, un caso cada vez más común en consulta es el de mujeres que llevan años luchando contra el acné —mujeres que con anterioridad han probado ciclos de isotretinoína, píldoras anticonceptivas y rutinas interminables tópicas, a veces con resultados temporalmente satisfactorios, pero en los que antes o después el acné vuelve a la carga— y, si tiras un poco del hilo, enseguida salen molestias digestivas permanentes, estreñimiento crónico, diarrea. Y si aún tiras un poco más del hilo y realizas pruebas complementarias, descubres un SIBO (sobrecrecimiento bacteriano) o cualquier otra alteración que, hasta que no se resuelve, la piel sigue manifestando acné.

- **Factor estrés - emociones:** hace unos años me fascinó la lectura de un libro llamado *Dermatología y psiquiatría*, en el que aprendí sobre la conexión entre la piel y las emociones. La relación mente-cuerpo es una constante y, en el acné, los factores psicológicos también adquieren un papel fundamental. Acné y estrés se retroalimentan. El estrés puede empeorar el acné y, en ciertos casos, incluso provocarlo.

Los estudios incluidos en este libro remarcan la importancia de la ansiedad como factor agravante, así como la inestabilidad emocional y la sensibilidad al estrés. Son factores que afectan en especial al componente inflamatorio del acné. El estrés afecta al organismo a muchos niveles y, en este caso en particular, mención especial al hiperandrogenismo. Si tus glándulas suprarrenales están a tope y producen demasiado cortisol, sucederá lo mismo con los andrógenos. En líneas generales, como la conexión es completa, el estrés acentuará todos los factores anteriormente comentados.

Me pongo en tu piel y me encantaría poder ofrecerte una solución clara y concisa. No la tengo, pero lo que sí tengo es una mano amiga que tenderte, y tú, un poder desbordante para ser parte activa de tu solución. Comienza desde ya a escuchar tu cuerpo y usa las herramientas que procuro proporcionarte en la parte III de este libro, porque estoy segura de que notarás cambios prometedores.

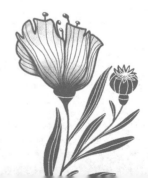

*La propia persona se convierte
en instrumento en la práctica del arte.*

PARTE I I I

El arte de conectar
[Actuar]

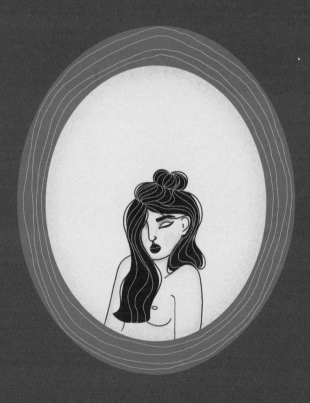

Estamos tan acostumbradas a recibir diagnósticos y tratamientos por separado que todavía nos cuesta aceptar la visión integral. El abordar síntomas en vez de personas nos deja en una situación de impotencia y abandono, porque tú eres tú sumada a tus circunstancias.

Tu historia es única y difícilmente puede ser protocolizada.

Tanto en salud hormonal como en cualquier otra área, las personas necesitamos un enfoque personalizado, un guía que nos acompañe y nos ayude a comprender y descifrar por qué nos sentimos mal y cómo volver al punto de equilibrio.

El concepto de «salud integrativa», lejos de ser una moda, es la manera de amparar a las personas para que recuperen su bienestar, ya que engloba todos los aspectos influyentes en la salud, une cuerpo y mente, conecta todas las piezas sin fragmentos.

Es el momento de tomar las riendas, de ser parte activa del proceso y de las soluciones, y no limitarnos a sentarnos en una silla a enumerar síntomas esperando a que alguien nos

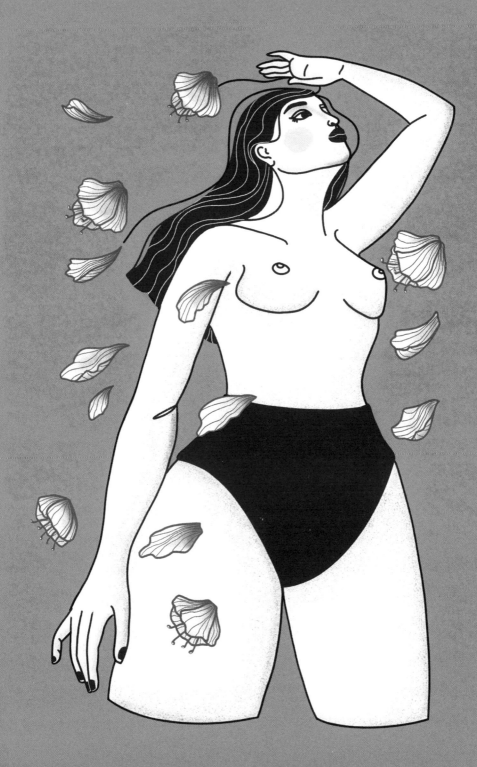

ofrezca un pequeño milagro que lo cambie todo. No funciona así.

Cuando se trata de salud, la protagonista eres tú. Puede que no sea un camino fácil, pero no será en vano. Si quieres subirte al barco, te esperan una serie de cambios significativos en tu estilo de vida, incluso en tu manera de pensar, que serán la base de tu recuperación, con el foco puesto en ayudar a tu cuerpo a funcionar como mejor sabe.

El psicólogo y filósofo Erich Fromm nos explicó que el amor es un arte fruto del aprendizaje y que, para dominar cualquier arte, necesitamos comprender la parte teórica para, posteriormente, aplicarlo en la práctica. Podemos hacer un símil con la salud: a lo largo de este libro hemos ido repasando la teoría y, ahora, el siguiente paso es aplicarla usando el arte de conectar cada una de las piezas del entramado que conocemos como cuerpo.

En las próximas páginas, te propongo un plan integral de estilo de vida basado en la optimización de los principales factores que condicionan el equilibrio hormonal. No te abrumes, poco a poco, practica cada día de manera consciente. No hay prisa, el objetivo es avanzar a la velocidad que tú necesites. Eso sí, te pido que la paciencia forme parte de tu lista de mejores amigas y que recuerdes en todo momento que cada pequeño cambio, cada paso que des, es un regalo que te haces a ti misma.

El arte de conectar [Actuar]

Epigenética: lo que sí puedo controlar

El término «epigenético» significa literalmente: «además de los cambios en la secuencia genética». Es decir, la epigenética, la «ciencia del cambio», estudia los mecanismos biológicos que encienden o apagan a los genes a nivel celular sin ningún cambio en la secuencia de ADN subyacente del organismo.

Durante décadas, la cuestión de la herencia biológica se ha respondido a través del lenguaje del ADN. Esta visión situaba al ADN como único material hereditario que determina los rasgos que diferencian un organismo de otro y que se transmite de generación en generación. Para que lo entiendas mejor, la epigenética explica cómo actúan los estilos de vida sobre los genes. ¿Por qué dos gemelos idénticos tienen enfermedades y personalidades distintas si tienen el mismo ADN? Ahora sabemos que presentan diferencias epigenéticas.

Las condiciones que las mujeres desarrollamos varían en función de las predisposiciones genéticas y factores de estilo de vida. Es decir, puedes aterrizar en este mundo con un ADN no especialmente deseable, pero no tiene por qué definir cómo te sientes. No está todo perdido. Aunque exista el potencial para desarrollar una determinada patología que reside en nuestro genoma, puede no manifestarse a menos que haya un desencadenante externo (toxinas, estrés, virus, inflamación, deficiencia de nutrientes...).

Los cuerpos están dotados de una sabiduría e inteligencia naturales. Poseen un conocimiento intrínseco de cómo sanar, mantener el equilibrio, restaurar la homeostasis y regenerarse. Durante millones de años hemos evolucionado manteniendo estas capacidades, pero cuando el estilo de vida dista tanto de aquello para lo que fuimos diseñados, pueden acabar suprimiéndose, de modo que es mucho más probable que surjan enfermedades. Recuerda: la mejor podadora de césped del mundo no funciona sobre un montón de arena del desierto.

No podemos elegir el ADN, pero sí modular aquellos factores externos que van a cambiar nuestro destino. Los factores epigenéticos no solo son potentes moduladores de la expresión génica, sino que esta modulación podría ser reversible y/o hereditaria. Aún queda mucho por descubrir...

El aire que respiras, el agua que bebes, los alimentos que consumes, lo mucho o poco que te mueves, tus traumas pasados, tu estado psicológico o tus creencias pueden tener un impacto profundo en tu salud. Quizá no puedas cambiar el plan, pero tienes un enorme control sobre qué partes del plan se van a implementar.

> *La genética carga la pistola,*
> *pero el medioambiente aprieta el gatillo.*
>
> DRA. JUDITH STERN

Un mundo entre dos rangos

De cara a los siguientes apartados, antes de darte valores analíticos y que no te cuadren con tus datos, me gustaría explicarte un concepto que, ¡ojalá!, todas pudiésemos tener en cuenta. Se trata de la diferencia entre dos rangos: el clínico y el funcional. Muchas veces este matiz es el que explica por qué no te encuentras bien cuando «todo está bien».

Cuando decimos rango clínico o de referencia, hablamos del rango de laboratorio que podemos observar en las analíticas a la derecha de nuestros valores. Es un rango que se utiliza para el diagnóstico de enfermedades. Por el contrario, el rango funcional se utiliza para evaluar el riesgo de enfermedad antes de que se desarrolle. Es una manera de ir un paso por delante y poder prevenir antes de curar.

El hecho de tener en cuenta los valores óptimos funcionales nos otorga una ventaja clara para actuar antes de padecer una patología concreta. O, dicho con otras palabras, quedarnos en los valores clínicos o de referencia nos quita la oportunidad de abordar la disfunción antes de que se convierta en enfermedad.

Para terminar de comprender los dos conceptos debemos saber que los rangos se basan en un promedio de los datos recogidos de todas las personas que han estado en ese laboratorio durante un tiempo X. Por ejemplo, si vas a un mismo laboratorio en ciudades distintas, verás que los rangos son también diferentes. Por tanto, cuanto más enferma esté la población, más amplios y menos útiles se volverán los rangos de referencia del laboratorio y, quizá, tú creas que todo está bien por el simple hecho de estar mejor que la población enferma diagnosticada. Me imagino que, al igual que me sucede a mí, preferirías ser comparada con población sana, ¿no?

Es probable que te estés preguntando por qué nunca te habían informado de este detalle o por qué no suele tenerse en cuenta. ¡Tranquila, no te han engañado! Sencillamente la atención médica se da cuando existe enfermedad y, si no la hay, el paciente se considera sano. El sistema cojea en este sentido porque estamos ignorando la medicina preventiva y la nutrición. No olvidemos que la definición de salud es «un estado de bienestar físico, mental y social», y no solo la ausencia de enfermedades y dolencias.

El hecho de tener en cuenta unos u otros valores de cara al abordaje de los problemas de salud de una persona puede cambiar vidas, literalmente.

A partir de aquí, utilizaré siempre como referencia los valores funcionales, apostando por un enfoque más preventivo que, en mi opinión, se acerca más al bienestar de las personas.

Tabla de valores analíticos de medicina funcional:[1]

	MARCADOR	VALOR IDEAL/ FUNCIONAL MUJER*
HEMOGRAMA / LEUCOGRAMA	Eritrocitos / Hematíes	4 - 4,5
	Hemoglobina	13,5 - 14,5
	Hematocrito	37 - 44
	VCM (volumen corpuscular medio)	88 - 92
	HCM (hemoglobina corpuscular media)	27 - 33

---

1   Las fuentes de los valores analíticos de las tablas son: profesor Gabriel de Carvalho / Regenera – regenerahealth.com / Osana Salud Academy – osanasaludacademy.com

MARCADOR	VALOR IDEAL/ FUNCIONAL MUJER*
CHCM (concentración de hemoglobina corpuscular media)	32 - 35
RDW (amplitud de distribución eritrocitaria)	11,5 - 13
VSG (velocidad de sedimentación globular)	< 10 mm - 1 hora
Saturación transferrina	25 - 40 %
Ferritina	> 70
Capacidad total de fijación de hierro	300 - 400
B12	> 350
Ácido fólico (B9)	10 - 17
Ácido metilmalónico	< 220 mmol/L / > 0,4
Homocisteína	5 - 9 mcmol/L
Leucocitos	4000 - 6500
Neutrófilos	45 - 55 %
Linfocitos	25 - 35 %
Monocitos	3 - 8 %
Eosinófilos	< 1 %
Basófilos	< 0,5 %
Plaquetas	250000 - 300000
Glucosa en ayunas	75 - 90 (< 100 mg/dl en DM**)
HbA1c (hemoglobina glicosilada)	< 5,4 (< 6,5 en DM)
Insulina	1,4 - 5
HOMA-IR	< 1
Colesterol total	150 - 220
HDL	> 40 mg/dl
LDL	< 100 mg/dl 130 - 159 límite
Ratio CT/HDL	< 3,3
Ratio triglicéridos/HDL	< 1,15

Las filas están agrupadas verticalmente bajo las etiquetas laterales **HEMOGRAMA / LEUCOGRAMA (continuación)** y **PERFIL METABÓLICO / CARDIOVASCULAR**.

MARCADOR	VALOR IDEAL/ FUNCIONAL MUJER*
PERFIL METABÓLICO / CARDIOVASCULAR (continuación)	
Rel. LDL/HDL	< 2,3
Triglicéridos	< 100 ma/dl
Fibrinógeno	< 250 mg/dl riesgo bajo 250 - 400 riesgo medio > 400 ma/dl riesgo alto
PCR ultrasensible	< 1,0
PCR (proteína C reactiva)	< 3,0
Gamma GT (GGT)	10 - 20
AST (GOT)	10 - 20
ALT (GPT)	10 - 20
Fosfatasa alcalina	> 50
Ácido úrico	< 3,9 ma/dl
Urea (proporcional a la ingesta de proteínas)	35 - 45
Bilirrubina total	< 1,2
Bilirrubina directa (conjugada)	0 - 0,2
Bilirrubina indirecta (no conjugada)	0,1 - 1
Albumina	4
PERFIL TIROIDEO	
TSH	1,0 - 2,5
T4 total	1,5 - 2,5
T4 libre	0,9 - 1,3 ng/dl
T3 total	120 - 160 pg/dl
T3 libre	3 - 3,4 pg/ml
T3 reversa	0,1 - 0,25
Anticuerpos-anti-TPO (anticuerpos antitiroperoxidasa)	Negativo/por debajo del valor
Anticuerpos-anti-TG	Negativo/por debajo del valor
Tiroglobulina	11,5

	MARCADOR	VALOR IDEAL/ FUNCIONAL MUJER*
HORMONAS SEXUALES	Folitropina [FSH] (día 3-4 del ciclo)	6 - 9
	Lutropina [LH] (día 3-4 del ciclo)	5 - 8
	Prolactina (mitad fase lútea)	< 20
	Estradiol 17b (día 3-4 del ciclo)	> 50
	Progesterona (mitad fase lútea)	> 10
MINERALES / VITAMINAS	Vitamina D [25-OH]	40 - 60 ng/dl
	Calcio sérico	9,3 - 10,2 mg/dl
	Calcio iónico	4,55 - 5,12 mg/dl
	Magnesio	2,0 - 2,3 mQ/dL
	Selenio	120 - 180 mcg/ L
	Zinc	> 96 mcQ/dL
	Cobre	90 - 125 mcg/dl
	Ratio zinc/cobre	> 0,85
	Vitamina A (Retinol)	> 0,5 ma/L

* Valores ideales: basados en la práctica clínica y artículos científicos

** DM: Diabetes *mellitus*

PRUEBA TOLERANCIA GLUCOSA ORAL	
TTG Glucosa 1 h después 75 g	Hasta 140
TTG Glucosa 2 h después 75 g	Similar al ayuno
TTG Insulina 1 h después 75 g	Hasta 50
TTG Insulina 2 h después 75 g	Hasta 25

Esta guía es orientativa, usa los valores como referencia, pero siempre teniendo en cuenta el contexto de cada persona

Fuentes: Profesor Gabriel de Carvalho Regenera

Estabilizando mis niveles de glucosa

Es una verdad incómoda que los altos niveles de glucosa están detrás de muchas enfermedades modernas. Incómoda porque nos sitúa en un punto de inflexión en el que debemos decidir si seguimos enfermando a causa de los vicios alimenticios o si salimos del bucle a pesar del esfuerzo que sabemos que nos va a suponer.

El desbalance de azúcar en sangre es una de las principales causas detrás de los desequilibrios hormonales y trastornos del ciclo menstrual; por tanto, es uno de los primeros factores que debemos tener en cuenta para recuperar la salud. Si no lo frenamos a tiempo, el siguiente escalón será la resistencia a la insulina, también conocida como la antesala a la diabetes tipo II.

Cómo lo sentimos

Los hábitos de vida modernos suponen un sube y baja, una montaña rusa constante en los niveles de glucosa e insulina. Los síntomas más comunes cuando esto ocurre son ganas de comer a todas horas, antojos de dulce y carbohidratos, hinchazón, dificultad para dormir, cambios drásticos de energía, mal humor y sobrepeso (especialmente en la zona abdominal).

Cómo lo medimos

Podemos detectar alteraciones en nuestro metabolismo midiendo en sangre una serie de marcadores de laboratorio y aplicando el sentido común:

- Glucosa en sangre en ayunas: casi siempre aparece en las analíticas de rutina que te haces. Este valor mide la concentración de glucosa después de un ayuno de 8-12 horas. La información que te da es escasa: tendrás una medida aproximada de cómo se comporta tu azúcar en sangre en ayunas, pero seguirás sin saber cómo responde tu cuerpo a los alimentos que comes. Sospecha cuando el resultado supere los 90 mg/dL.

- Hemoglobina Hba1c: mide la cantidad de azúcar adherida a los glóbulos rojos y el resultado es una medida aproximada del azúcar en sangre promedio de los últimos tres meses. Al igual que sucede con la glucosa en ayunas, tampoco es un marcador preciso por sí solo, y cualquier condición que modifique los niveles de hemoglobina puede sesgar el resultado. Busca un valor inferior a 5,4 %.

- Insulina en ayunas: similar a la glucosa en ayunas, pero en este caso se mide la insulina. Busca valores inferiores a 8 miU/L.

RESPUESTA DE GLUCOSA EN SANGRE EN PRUEBA ORAL DE TOLERANCIA

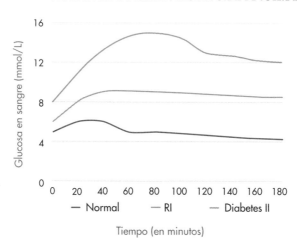

- Prueba de tolerancia oral a la glucosa: sin lugar a duda, es la más incómoda de realizar porque supone estar tres horas en una sala de espera, pero, no obstante, es la más interesante. Mide tu respuesta ante una solución oral de 75 g de glucosa en diferentes tiempos. Se toma una primera muestra en ayunas y, después, dos más habiendo ingerido la solución. Estas mediciones se utilizan para trazar tus curvas de glucosa e insulina tal y como puedes ver en las gráficas de abajo.
- Ratio Triglicéridos/HDL: si divides tu valor de triglicéridos entre el valor del «colesterol bueno» HDL y obtienes un valor igual o superior a 3,5, puede significar que tienes resistencia a la insulina. Busca idealmente un valor igual o inferior a 2.

Nota: usa estos valores como guía, pero recuerda que sin contexto no vamos a ninguna parte, porque este lo es todo. Interpreta tus valores junto con la ayuda de un profesional.

RESPUESTA DE INSULINA EN SANGRE EN PRUEBA ORAL DE TOLERANCIA

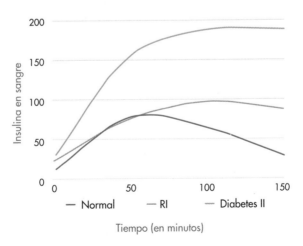

Tiempo (en minutos)

Cómo lo revertimos

La resistencia a la insulina no es algo que suceda de un día para otro, ni mucho menos porque sí. Hace falta tiempo y malos hábitos para llegar a ella. Tampoco se trata única y exclusivamente de lo que comes, sino de tu estilo de vida en su conjunto.

Cuando gran parte de nuestra dieta se basa en calorías vacías —azúcares de absorción rápida, un exceso de hidratos de carbono (pan, pasta, arroz, patatas)—, las células se van volviendo lentamente resistentes a los efectos de la insulina. Recuerda que la insulina es la llave que abre la cerradura de tus células para dejar pasar la glucosa y que toda cerradura, ante el uso descontrolado, se desgasta.

Abordar los desequilibrios de azúcar en sangre mediante hábitos correctos de alimentación y estilo de vida no solo te ayuda a reestablecer el equilibrio hormonal, sino que prepara tu cuerpo para sentirse bien en el futuro y prevenir enfermedades crónicas como la diabetes o las enfermedades cardiovasculares.

Comienza desde hoy mismo a practicar los siguientes cambios:

1. Consume alimentos reales, enteros y frescos: asegúrate de incluir proteínas, carbohidratos complejos, grasas saludables y fibra en cada comida.
2. Si ya padeces resistencia a la insulina, reduce el consumo de carbohidratos y elige aquellos alimentos con menor

índice glucémico. La investigación científica sugiere que las dietas «*low carb*» son una gran idea para las personas resistentes a la insulina y las mujeres que tienen síndrome de ovario poliquístico. Reducir los carbohidratos supone mejoras significativas en los valores de HbA1c, triglicéridos y colesterol.

3. La estrategia de combinar: si consumes alimentos con alto índice glucémico y los combinas con proteína, grasa o fibra obtendrás un «efecto amortiguador»; es decir, estarás ralentizando la absorción de azúcar en el torrente sanguíneo desde el intestino.

4. No necesitas comer 5 —ni 6— veces al día: desde un punto de vista evolutivo, no tiene ningún sentido comer constantemente y tu páncreas tampoco está diseñado para liberar insulina como si no hubiera un mañana. Está diseñado para hacerlo, idealmente, 2 o 3 veces al día.

5. Pásate a los desayunos nutritivos: las tostadas y los cereales que tanto nos gustan no nos van a ayudar en nuestro objetivo. Un desayuno saludable contiene suficiente proteína y grasa de calidad para contribuir a mantener nuestros niveles de glucosa estables durante todo el día. A muchas de mis pacientes esta estrategia les cambia el día por completo. Un ejemplo sencillo: tortilla de 2 huevos con verduras y un puñado de frutos rojos.

6. Educa tu paladar retirando los edulcorantes: sé que puede parecer difícil, pero ¡es posible! Requiere paciencia y cambios sostenidos en el tiempo. Puedes comenzar poco a poco, a tu ritmo, disminuyendo semanalmente la dosis de edulcorantes. De esta manera entrenarás tus papilas gustativas para que aprecien el dulzor natural de alimentos reales.

7. Muévete más y bien: el ejercicio es una de las herramientas más poderosas para controlar los niveles de glucosa y ayudar a las células a ser más sensibles a la insulina. Es una parte irreemplazable en tu plan de cambio.

8. Descansa lo suficiente: dormir poco y mal también contribuye a aumentar la resistencia a la insulina.

9. Gestiona el estrés: el estrés crónico eleva los niveles de cortisol, los cuales, a su vez, elevan el azúcar en sangre y promueven la acumulación de grasa abdominal. Quizá no puedas eliminar el estrés, pero sí controlar su impacto.

Qué opinan tus hormonas

Es importante tener en cuenta que las hormonas no solo se verán afectadas por los altos niveles de azúcar en sangre, sino que además surgirán problemas cuando estos sean demasiado bajos. Los dos casos ocasionan desequilibrios diferentes.

Ante niveles elevados, la insulina estará fuera de control, lo cual significa que las demás hormonas también lo van a percibir. La resistencia a la insulina es el factor que más influye en mujeres con síndrome de ovario poliquístico y contribuye en los trastornos del ciclo en la perimenopausia. Asimismo, cuando existe resistencia a la insulina hay más producción de testosterona que, a la vez, supone irregularidades e incluso ausencia de ovulación. Tus ovarios sufren mucho en este escenario; ¡imagínatelos con caras tristes, suspirando bajito!

Los niveles bajos de azúcar en sangre también tienen consecuencias. En este caso, se libera adrenalina y el cortisol aumenta enviando un claro mensaje de peligro o amenaza a la hipófisis. ¿Qué hace el cerebro? Reducir la producción de hormonas sexuales y desviar energía a funciones corporales más importantes. Este último escenario se origina por dos motivos:

- Consumo frecuente de azúcares refinados porque produce un aumento rápido del azúcar en sangre y, posteriormente, una caída repentina.
- Ingesta inadecuada de calorías; no comer suficiente.

Conversaciones con mi hígado

Si hay un órgano en nuestro cuerpo al que le debemos amor eterno, ese es el hígado. Desempeña un papel fundamental en la regulación hormonal: funciona como un filtro, transforma y elimina cualquier exceso de hormonas, así como químicos y toxinas.

Hace algún tiempo, me senté dispuesta a entablar una conversación muy seria con mi hígado. No es que nos lleváramos mal, sino que apenas existía comunicación entre nosotros. Cruzamos dos frases, pero aquella pequeña charla supuso para mí un antes y un después en la manera de cuidarme.

—Hígado, me incomodan los dolores de pecho en el premenstrual, me siento hinchada y mis nervios están a flor de piel. ¿Por qué no me ayudas a ordenar este jaleo? —le dije.

—No necesitas pedírmelo, es mi misión en tu sistema. Solo necesito que me dejes hacerlo —contestó él.

Cuánta verdad en aquella respuesta. Mi hígado se encontraba absolutamente sobrepasado como para poder dedicar su tiempo a mi petición. La buena noticia era que estaba en mi mano cambiar las cosas.

Factores que comprometen la función del hígado

Aunque el hígado es un órgano todoterreno con una capacidad asombrosa de regeneración, si lo llevamos al límite y lo sobrecargamos, su función se verá alterada y comenzaremos a coleccionar sustancias de desecho. Como fuentes de toxinas exógenas (las que llegan a nuestro organismo desde el exterior) tenemos:

- Exposición química: conservantes, pesticidas, aditivos, productos de cuidado personal, productos de limpieza y toxinas ambientales.
- Dieta pobre: deficitaria en proteínas y alta en carbohidratos y grasas trans.
- Sobrealimentación: comer en exceso es una de las causas más comunes de disfunción hepática.
- Drogas: alcohol, tabaco y algunos medicamentos.
- Intestino alterado: la permeabilidad intestinal y el crecimiento excesivo de bacterias suponen la absorción de endotoxinas (compuestos tóxicos de origen bacteriano) en el torrente sanguíneo que el hígado debe metabolizar.

Cuando a esta gran carga tóxica le sumamos una falta de vitaminas y minerales necesarios —a los que llamamos cofactores— o posibles alteraciones genéticas, tenemos muchas papeletas para no poder hacerle frente.

Las vías de desintoxicación

La mayoría de las veces las sustancias tóxicas tienen una estructura lipídica (grasa). Como la grasa no es soluble en agua y la eliminación ha de hacerse a través de la orina o por la bilis hacia las heces, el cuerpo tiene un sistema ideal de transformación de sustancias. Para cumplir este objetivo, el hígado trabaja en dos fases:

Fase I:

El propósito principal en esta fase es modificar las toxinas de solubles en grasa a solubles en agua. Una familia de enzimas llamada citocromo P450 impulsa la mayoría de las reacciones de desintoxicación en esta fase. El resultado es una colección de compuestos intermedios que muchas veces son incluso más tóxicos que los originales. Además, durante el proceso, se producen radicales libres que pueden dañar las células hepáticas si los antioxidantes son deficientes.

Cuando estamos constantemente expuestas a sustancias químicas y toxinas, como el tabaco, el alcohol, los pesticidas, las sulfamidas, las dioxinas o los medicamentos, estamos fomentando la actividad de las enzimas en esta fase.

En esta fase I, los estrógenos también se convierten en sustancias solubles y dan lugar a tres tipos diferentes: 2-OH, 4-OH y 16-OH. Sin la menor intención de aburrirte, es necesario que comprendas la diferencia de cada compuesto, ya que el 2-hidroxiestrona es un metabolito con actividad muy débil y generalmente conocido como bueno, mientras que sus compañeros,

16-α-hidroxiestrona y 4-hidroxiestrona, muestran una actividad estrogénica elevada, por lo que promueven la proliferación celular, uno de los principales eventos relacionados con el desarrollo de cáncer, sobre todo de mama.

¿Cómo podemos apoyar la desintoxicación en la fase I?

La principal forma de hacerlo es minimizar la exposición a toxinas. Pero, por desgracia, no es tarea sencilla y muchas veces se escapa a nuestro control. Si quieres echarle un cable a tu hígado piensa en:

- Incluye en tu dieta alimentos antioxidantes que protegen las células de los radicales libres: brócoli, bayas, arándanos, pimiento rojo, uvas, alcachofa, ajo, cúrcuma, té verde.
- Aumenta el consumo de verduras crucíferas —como mínimo dos veces por semana— para mejorar la presencia de estrógenos 2-OH: rúcula, coles de Bruselas, repollo, coliflor, col rizada, hojas de mostaza, nabo, grelo, rábano.
- Añade un correcto aporte de vitaminas B, en especial B2, B3, B6, B12 y folato. Las enzimas de esta fase necesitan su ayuda.
- Vigila muy de cerca las deficiencias de zinc. Este mineral es necesario para la actividad de unas trescientas enzimas, incluyendo el citocromo P450: ostras, carnes rojas, aves, nueces y semillas (en especial, las semillas de lino, que son promotoras de la 2-hidroxilación —estrógeno neutro 2-OH— e inhibidoras de la 4-hidroxilación —4-OH, potencialmente indeseables).

- Toma suplementos con N-acetilcisteína (NAC), que actúa como un poderoso antioxidante neutralizando radicales libres y, además, ayuda a producir glutatión, que suele conocerse como el «antioxidante maestro».
- Consume hierbas como el cardo mariano, que es antiinflamatorio y regenerador de hepatocitos.

Fase II:

Implica la unión de los productos de la fase I con otras moléculas para terminar de convertirse en solubles en agua y poder ser eliminadas a través de la bilis o la orina. En esta fase también eliminamos los estrógenos y los andrógenos del cuerpo (¡mujeres con SOP, esto os interesa!). Tiene varias reacciones químicas que metabolizan los compuestos de diferentes maneras:

- Sulfatación: nos permite desintoxicar el exceso de neurotransmisores, esteroides, hormona tiroidea y exceso de ácidos biliares. Las toxinas que pasan por esta vía comúnmente se excretan en la orina. Depende de un correcto aporte de aminoácidos como la metionina, taurina y cisteína que, para que resulten eficaces, deberán ir acompañados de vitaminas B6, B9 y B12.
- Glucuronidación: pone en marcha la desintoxicación de xenobióticos, medicamentos y toxinas. Los productos finales de la glucuronidación se excretan por lo general a través de la bilis. Necesitamos, sobre todo, magnesio, B6 y metionina. Este proceso requiere ácido glucurónico, una sustancia que produce el hígado a partir de la glucosa.

El arte de conectar [Actuar]

- Metilación: a través de esta vía desintoxicamos el estrógeno, la dopamina, la histamina y los metales pesados. Para que sea eficaz, necesitamos metionina para poder sintetizar SAMe y, para que esta sea efectiva, necesitaremos cofactores: colina, magnesio, B12, B9 y B6. Algunas personas tienen variantes genéticas relacionadas con esta vía, como la famosa mutación del gen MTHFR, que supone una reducción del proceso de metilación de entre un 30 y un 70 %. Aquellas personas que «metilan lento» probablemente encontrarán en sus analíticas valores bajos de B12 y folato, así como niveles elevados de homocisteína (un aminoácido formado en el cuerpo y reciclado por el metilfolato). En el ciclo de metilación, la homocisteína ha de convertirse en metionina, por tanto, el exceso de homocisteína nos está avisando de metilación deficiente.

¿Cómo podemos apoyar la desintoxicación en la fase II?

Aunque no puedes controlar las reacciones metabólicas de forma voluntaria, sí puedes ofrecer a tu organismo la mejor selección de nutrientes que propicien algunas reacciones (las que buscas favorecer) sobre otras. Algunos nutrientes que favorecen la fase II:

- Aminoácidos: esta fase II depende en gran medida de aminoácidos como la cisteína, el ácido glutámico, la glutamina, la glicina, la metionina y la taurina.
- Magnesio: es un cofactor para la metilación de los estrógenos por la catecol O-metiltransferasa. Además de promover

la detoxificación de los estrógenos, el magnesio desempeña un rol importante en la intensidad de los síntomas del síndrome premenstrual (SPM), sobre todo en mujeres con bajos niveles de este nutriente, que suele ser la gran mayoría.

- Vitaminas del grupo B: como hemos visto anteriormente, varias vitaminas B —incluido el folato, la B6 y la B12— apoyan las enzimas de metilación, así como otros aspectos de la desintoxicación del hígado. Puedes encontrar folato en verduras de hoja verde como las espinacas, también en las semillas de girasol y los aguacates. Buenas fuentes de vitamina B6 son la carne, las nueces y las semillas. Y la vitamina B12 la encuentras en la carne roja, aves y huevos.
- Los alimentos ricos en ácidos grasos omega-3, como los pescados azules, las nueces y las semillas de chía y de linaza, son indispensables para incrementar la producción de 2-hidroxiestrona sobre sus compañeros.
- Las semillas de lino y sésamo, así como los vegetales ricos en fibra como el brócoli, las alcachofas y los espárragos son una gran fuente de lignanos. Este tipo de fitoestrógenos estimulan la producción de la globulina fijadora de hormonas sexuales (SHBG); de esta forma los estrógenos no actúan libremente en el organismo. También disminuye la actividad de la enzima aromatasa.
- Azufres: el brócoli, por ejemplo, es una fuente principal de sulforafano. Este fitoquímico aumenta la producción de glutatión y promueve la acción de las enzimas de desintoxicación del hígado.

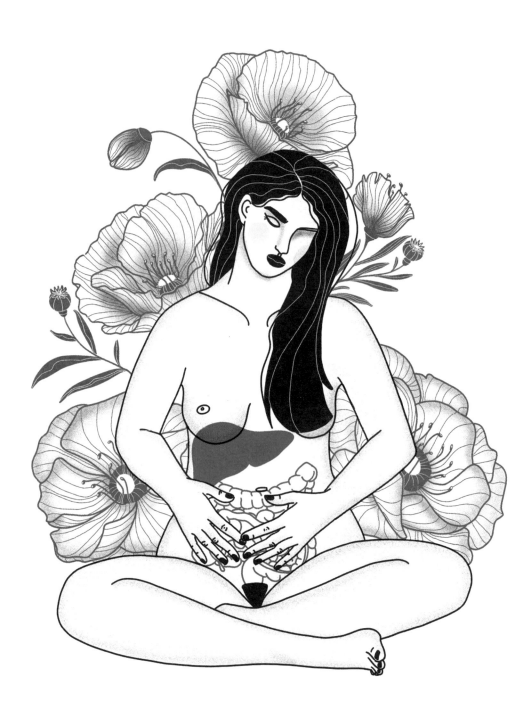

Ahora que sabes todo esto, coloca tu mano sobre el extremo de la caja torácica a la derecha. Justo debajo del diafragma, ¡ahí está!, tu amigo el hígado. Quizá es el momento de iniciar una conversación que puede cambiar para siempre tu salud hormonal.

El intestino es el que maneja

La salud comienza en el intestino.

HIPÓCRATES

No estamos solas. Toda una población de microorganismos reside a lo largo de nuestro intestino: es la que conocemos como «microbioma intestinal». Podríamos decir que el conjunto de microorganismos que habitan en nuestro intestino funciona como órgano extra que participa en la configuración y mantenimiento de nuestra fisiología.

En términos científicos se hace uso del término bioma para referirse a un ecosistema formado por flora y fauna. Añadimos «micro» para indicar que hablamos de un ecosistema invisible para el ojo humano y está compuesto principalmente por bacterias y, en menor medida, por virus, arqueas y hongos.

Aunque a menudo usemos los términos microbioma y microbiota como sinónimos, existen diferencias relevantes entre ambos. Microbiota hace referencia al conjunto de bichitos, mientras que microbioma son los bichitos, incluyendo sus genes y metabolitos.

Desde el momento en el que llegamos a este mundo, comienza la colonización microbiana de nuestro intestino. Se cree que los intestinos del bebé son estériles o tienen un nivel extremadamente bajo de microbios, pero cuando el recién nacido pasa por el canal del parto, se expone a la población microbiana de la vagina de su madre. Por el contrario, se ha visto que los bebés nacidos por cesárea, en comparación, muestran un número microbiano más reducido.

A pesar de compartir similitudes con la microbiota de nuestra madre, esta también está influenciada por numerosos factores internos y externos, como la exposición a microbios del entorno, hábitos alimenticios, PH intestinal, peristaltismo, ácidos biliares, respuestas inmunitarias o terapias farmacológicas, entre otros.

La mayor parte del microbioma es simbiótico (bichitos buenos) y algunos, en menor número, son patógenos (menos buenos). En un cuerpo sano, la microbiota patógena y simbiótica conviven sin problemas, pero cuando el equilibrio se altera, da lugar a lo que conocemos como disbiosis.

Funciones de la microbiota intestinal

Existe una conexión entre todos los sistemas del cuerpo y nuestro intestino está intrínsecamente vinculado a la salud general y al equilibrio hormonal. Podemos decir que las principales funciones de la microbiota son las siguientes:

- Digerir ciertos alimentos como la fibra dietética; al descomponerla, produce moléculas importantes como los ácidos grasos de cadena corta, cuyos beneficios van más allá del intestino.
- Facilitar la absorción de macro y micronutrientes.
- Síntesis de vitaminas esenciales como la vitamina K y varios componentes de la vitamina B, así como de aminoácidos.
- Degradación de compuestos tóxicos.
- Desconjugar los ácidos biliares primarios y convertirlos en secundarios.
- Metabolizar xenobióticos y medicamentos.
- Defendernos de microorganismos dañinos.
- Contribuir a la inmunomodulación intestinal junto con el sistema inmunológico innato y adaptativo, «enseñándole» a distinguir entre amigos y enemigos.

Y su papel en la salud hormonal

La microbiota desempeña un papel importante en el sistema endocrino reproductivo a lo largo de la vida de una mujer, dado que interactúa con el estrógeno, los andrógenos, la insulina y otras hormonas.

Un desequilibrio en la composición de la microbiota intestinal se ha relacionado —en la literatura científica— con varias enfermedades y afecciones, como complicaciones en el embarazo, SOP, endometriosis y cáncer.

Las bacterias comensales también pueden producir y secretar hormonas, y la interferencia constante que existe entre microbios y hormonas puede afectar al metabolismo, la inmunidad y el comportamiento. El microbioma humano influye en todas y cada una de las etapas y niveles de la reproducción femenina, incluida la maduración de los folículos y los ovocitos en el ovario, la fertilización y la migración del embrión, la implantación y todo el embarazo, incluso durante el parto. Por eso es siempre tan importante darle el lugar que se merece cuando abordamos cualquier desequilibrio hormonal.

Resistencia a la insulina y microbiota

Sabemos que existe una estrecha relación en bucle entre insulina y exceso de andrógenos: ambos se retroalimentan. La insulina induce la producción de andrógenos y el hiperandrogenismo induce la inflamación, el aumento de grasa abdominal y visceral, y causa resistencia a la insulina y disfunción metabólica.

Distintos estudios —cada vez más numerosos porque no debemos olvidar que, en cuestión de microbiota, aún estamos en pañales— han comprobado que las personas con resistencia a la insulina presentan una disbiosis caracterizada por la reducción en la diversidad bacteriana y una distribución alterada a favor de patógenos oportunistas. Es decir, la microbiota —así como sus metabolitos— está involucrada en la patogénesis de la resistencia a la insulina.

Estos datos dan pie a pensar que, si conseguimos revertir la disbiosis en mujeres resistentes a la insulina, podremos controlar de manera más eficaz los trastornos metabólicos derivados.

La ecuación se amplía: a nuestras variables —alimentación, ejercicio y gestión del estrés— hemos de añadir el amor al intestino y su cuidado a través de probióticos y prebióticos.

Estrógenos y microbiota

Aparte de estar influenciada por los estrógenos, la microbiota también afecta sus niveles. Existe una serie de bacterias en el intestino —bautizadas como «estroboloma»— que son capaces de metabolizar y modular el estrógeno circulante.

Como hemos visto, la regulación de estrógeno es esencial para nuestra salud. Un microbioma sano produce niveles óptimos de una enzima llamada β-glucuronidasa, cuyo papel es la metabolización de los estrógenos de sus formas conjugadas (las que llegaron desactivadas del hígado a través de la bilis) a sus formas desconjugadas o activas.

Cuando nuestro estroboloma es saludable minimiza la reabsorción de estrógeno del intestino permitiendo una eliminación segura por medio de las heces y la orina. En el caso contrario, si tenemos, por ejemplo, un exceso de bacterias productoras de β-glucuronidasa, se revierte el estrógeno de nuevo a su forma activa no conjugada, reabsorbiéndose a través del torrente sanguíneo y resultando en niveles elevados de estrógenos circulantes y, por tanto, un gran inconveniente para todas aquellas patologías estrógeno dependientes. Es como pisarle el suelo mojado a alguien que acaba de fregar.

Andrógenos, SOP y microbiota

Las mujeres con SOP, unas más que otras, sabemos de primera mano lo que es convivir con un exceso de hormonas masculinas; lo sufrimos en forma de hirsutismo, acné, alopecia y, a veces, anovulación.

Aunque queda mucha investigación por delante, los estudios más recientes sugieren que la microbiota puede afectar a los niveles de andrógenos mediante la secreción de β-glucuronidasa, al igual que ocurre con el estrógeno.

En 2012 se publicó una hipótesis que aludía a que las alteraciones en la flora bacteriana intestinal provocadas por una mala alimentación producían un aumento en la permeabilidad de la mucosa intestinal y de ello resultaba la activación del sistema inmunológico que, como sabemos, interfiere con la función del receptor de insulina elevando los niveles de insulina sérica lo que, a su vez, aumenta la producción de andrógenos por parte de los ovarios y entorpece el desarrollo folicular normal. Así pues, esta nueva teoría explica los tres componentes del SOP: irregularidad menstrual o anovulación, hiperandrogenismo (acné, hirsutismo) y el desarrollo de múltiples quistes ováricos.

En la misma línea, hay otros estudios que muestran una diversidad reducida en el microbioma de mujeres con SOP en comparación con grupos de control y esta alteración se relaciona, asimismo, con marcadores de enfermedad metabólica y testosterona.

Finalmente, otros ensayos consideran que el uso de probióticos en mujeres con SOP podría tener beneficios en los niveles séricos de testosterona total, el hirsutismo, los biomarcadores de inflamación y estrés oxidativo, la capacidad antioxidante total y el glutatión total. Es decir, que los probióticos podrían ser moduladores de inflamación en mujeres con SOP.

Endometriosis y microbiota

Dado que la microbiota influye claramente en los niveles de estrógeno circulante, en el caso de la endometriosis es posible que la disbiosis intestinal estimule el crecimiento de focos endometriales (el sangrado cíclico de las lesiones) y la actividad inflamatoria propia de la enfermedad.

Tiroides y microbiota

La microbiota desempeña, además, un papel fundamental en los trastornos tiroideos, en especial cuando existe autoinmunidad de base como en la tiroiditis de Hashimoto y la enfermedad de Graves. A menudo ambas coexisten con la enfermedad celíaca y/o la sensibilidad al gluten no celíaca que, ante una barrera intestinal dañada y un aumento de la permeabilidad, permite que los antígenos se cuelen más fácilmente y activen el sistema inmune.

Se han comprobado alteraciones en la biodiversidad y también puede afectar la absorción de yodo, selenio, hierro y zinc, los cuales son nutrientes básicos para la conversión de T4 y T3 y, por tanto, para el correcto funcionamiento de la tiroides. Otro dato interesante es que, en casos de cáncer de tiroides y nódulos tiroideos, se ha observado un mayor número de cepas bacterianas cancerígenas e inflamatorias.

Cómo mimar tu intestino

Los billones de microorganismos que habitan el intestino tienen una capacidad asombrosa para afectar nuestra salud en todos los aspectos: metabolismo, peso corporal, estado de ánimo, sistema inmune, piel, hormonas, apetito... Y entre las herramientas para alcanzar el equilibrio hormonal se encuentra, indiscutiblemente, el mantener un intestino sano donde exista simbiosis y armonía. Es una prioridad.

Me gustaría hablarte de algunas estrategias fáciles que nos ayudan a mantener a toda la comunidad de bichitos feliz; ahora bien, si experimentas síntomas frecuentes que no remiten, como gases, distensión, estreñimiento crónico, diarreas o cualquier otro que te impida hacer vida normal, ponte en manos de un profesional. ¡Mereces una vida mejor!

Partimos de la base de que la microbiota y el microbioma no son algo que permanezca fijo y estable durante toda la vida. A menudo ocurren cambios como la disminución de algunas poblaciones beneficiosas o el aumento de poblaciones patógenas y oportunistas.

Siempre habrá factores que condicionen la composición y función de la microbiota y la primera y más importante es la dieta. Todo aquello que comemos no solo alimenta las células, también determina nuestro jardín interior. El tipo, la calidad y el origen de los alimentos que consumimos a diario dan forma a nuestros bichitos y afectan su composición y función. Tanto macronutrientes (proteínas, grasas, carbohidratos) como micronutrientes (vitaminas, minerales, polifenoles) interactúan y participan directamente en la producción de metabolitos clave:

- Los alimentos integrales y densos en nutrientes nos ayudarán a promover un entorno intestinal saludable porque son ricos en fibra dietética que apoya el crecimiento de las bacterias beneficiosas. Me refiero a las verduras de todos los colores del arcoíris, las frutas y el almidón resistente. Este último es especialmente interesante porque pasa a través del intestino sin digerir y es un auténtico festín para nuestras bacterias buenas. Podemos obtenerlo con facilidad cuando enfriamos alimentos almidonados como la patata, el arroz y el boniato. El frío modifica por completo su estructura convirtiéndolos en unos excelentes prebióticos (nutriente para la microbiota humana).
- Los polifenoles que se encuentran en los frutos rojos, la granada, el tomate, la cebolla, el ajo, los frutos secos, las semillas, las lentejas, la remolacha y la berenjena, entre muchos otros, son capaces de aumentar los niveles de la akkermansia, una bacteria intestinal antiinflamatoria. Inclúyelos a menudo en tu dieta.
- Los alimentos fermentados como el chucrut (imprescindible que no esté pasteurizado), el kimchi, la kombucha, los yogures o el kéfir de cabra y oveja introducen probióticos en el sistema digestivo al mismo tiempo que mejoran la barrera intestinal.

El arte de conectar [Actuar]

- Tan importante es consumir alimentos saludables como dejar de tomar aquellos que son nocivos. Me refiero sobre todo a carbohidratos refinados, azúcares, harinas, alcohol y aceites de semillas industriales. El gluten —la proteína de bajo valor nutricional presente principalmente en el trigo, la cebada y el centeno— también actúa como un disruptor del microbioma intestinal. Es probable que el problema no sea el gluten en sí, sino las cantidades desorbitadas que consumimos y el contexto en el que lo hacemos.

Además de la dieta, el estilo de vida es un factor condicionante de la composición y función de la microbiota. Otra estrategia más allá de la alimentación incluyen el ejercicio físico, un importante modulador intestinal que enriquece y aumenta la biodiversidad microbiana. Para lograr beneficios sostenidos a largo plazo debemos movernos de manera regular, no por épocas. Dormir y manejar el estrés son otros dos pilares básicos. Cuando regulamos nuestra respuesta al estrés, además de minimizar la inflamación, ayudamos a mantener saludable la barrera intestinal.

Y la pregunta habitual: ¿debo tomar probióticos? Sin lugar a duda, el uso de probióticos es una terapia excelente y muy necesaria en muchísimos casos, sin embargo, por la complejidad y las muchas variables que hay que considerar, no me atrevo a hacer una recomendación general porque ha de ser absolutamente personalizado en función de las características de la persona, condiciones médicas subyacentes y composición de su microbiota. No todas las personas responden igual y la configuración de la microbiota puede ser permisiva o resistente a la colonización transitoria con probióticos; es decir, puede hacer más mal que bien.

El equilibrio mágico

El estrógeno y la progesterona son dos hormonas que tienen un papel crucial en el ciclo menstrual y son la clave de muchos desequilibrios hormonales. Conviene mantenerlas siempre en equilibrio; así es como mejor funcionan y sucede «la magia». La magia de sentirnos bien en todas las fases, de ser capaces de manejar el dolor, el síndrome premenstrual, la sensibilidad e inflamación mamaria, las migrañas menstruales, los sangrados abundantes y toda una lista de afecciones poco deseables.

Para que te resulte más sencillo actuar, a continuación, dividiré los escenarios en función del tipo de desequilibrio y te ofreceré diferentes estrategias que te permitan cuidarte más y mejor. A la hora de evaluar los valores en análisis clínicos, es importante que sepas que no nos va a valer medirlos en los primeros días del ciclo, sino a una semana postovulación, que coincide con uno de los puntos más altos del estradiol.

Niveles elevados de estrógeno (hiperestrogenismo)

Como vimos en la parte II, un predominio del estrógeno puede darse con diferentes escenarios:

- Niveles elevados de estrógeno y progesterona normal.
- Niveles elevados de estrógeno y progesterona baja.

- Estrógeno normal y niveles de progesterona disminuidos.
- Niveles disminuidos de estrógeno y más aún de progesterona.

Amamos al estrógeno, pero ¡nada en exceso es bueno! Y mucho menos en cuestión hormonal. El quid radica en cómo somos capaces de gestionarlo. Es especialmente importante, por ejemplo, en casos de endometriosis y en todos aquellos procesos estrógeno dependientes como fibromas, miomas o adenomiosis.

En primer lugar, debemos intentar evitar la sobreproducción. Para ello, antes tengo que presentarte a la aromatasa, la enzima encargada de transformar andrógenos (androstenediona y testosterona) en estradiol y estrona. Esta enzima se encuentra en muchos lugares del cuerpo: en los ovarios, el endometrio, el cerebro, las mamas, las glándulas suprarrenales, la piel, los huesos, pero, sobre todo, en el tejido adiposo. La actividad de la aromatasa puede verse acelerada por un exceso de peso o por un polimorfismo genético. Es decir, a más tejido adiposo, más fácil es que produzcamos estrógeno en exceso. Otro factor clave es la insulina: siempre que está alta el cuerpo envía una señal para que la aromatasa produzca más estrógeno.

El siguiente paso es el de favorecer la correcta eliminación de los estrógenos y para ello es imprescindible apoyar al hígado y la salud intestinal tal y como hemos visto en los apartados previos.

Modular la actividad de la amiga aromatasa

La alimentación vuelve a ser el quid de la cuestión. Debes tratar de alejarte de los alimentos procesados altamente inflamatorios que desestabilizan los niveles de glucosa en sangre. La actividad física también es una gran herramienta para reducir el tejido adiposo y, por tanto, desacelerar la actividad de la aromatasa.

Consume verduras y frutas frescas, proteínas de calidad y grasas saludables. Aquí va un listado de algunos alimentos y nutrientes inhibidores de la aromatasa que puedes incluir en tu dieta:

- La fibra dietética
- Las semillas de lino (por su contenido en lignanos)
- La cebolla (alto contenido en quercetina)
- El té verde
- Alimentos ricos en vitamina C: las fresas, el tomate, la naranja, el pomelo, los pimientos y el kiwi
- Alimentos ricos en zinc: las pipas de calabaza, el marisco y las carnes de calidad
- El extracto de semilla de uva como suplemento
- La vitamina D

Favorecer la eliminación de los estrógenos

Volvemos a centrarnos en nuestra gran depuradora: el hígado. Una mujer que elimina sanamente los estrógenos disfruta de dos fases coordinadas a la perfección: la fase preparatoria (fase I) y la fase de desactivación (fase II). Para apoyar a ambas, sigue las estrategias mencionadas en el apartado del hígado, y quizá te resulte interesante saber que existen algunos suplementos específicos que pueden ser útiles en los casos en los que haya mucha sintomatología. Por supuesto, consulta siempre un profesional antes de tomar suplementos por tu cuenta.

- Consume verduras crucíferas y de hoja verde como la col rizada, el brócoli, la coliflor, las espinacas, la rúcula, los rábanos y las acelgas en, al menos, una comida al día. Ayudan a limpiar el hígado.
- Incorpora grasas de calidad a través de alimentos como el aguacate, el aceite de oliva virgen extra, el aceite de coco, los pescados azules ricos en omega-3, las nueces y las semillas. Sin grasa el equilibrio hormonal es difícil.
- Limita el consumo de alcohol. Con solo dos bebidas diarias, los niveles de estrógeno circulante aumentan significativamente.
- Un suplemento de glutatión (el maestro antioxidante) o de NAC (N-acetilcisteína), (el precursor de glutatión) acelera la desintoxicación de la fase II.
- Si tus niveles de B12, B9 y B6 están bajos y, en cambio, tus niveles de homocisteína están por encima del rango óptimo, es probable que presentes problemas en la vía de metilación. Considera reponer estas vitaminas en su forma activa: metilcobalamina, metilfolato y piridoxal-5-fosfato.
- Incorpora sulforafano, que está presente en verduras crucíferas, especialmente en el brócoli, en dosis de 500 mg/día.
- Incorpora DIM (conocido como diindolilmetano), también presente en el brócoli, un elemento clave por su aporte de azufre, en dosis de 300 mg/día.

- Incorpora D-glucarato de calcio, que disminuye la inflamación al activar el sistema inmune y al aumentar las citocinas antiinflamatorias. Supone un apoyo en la vía de glucuronidación, ya que ayuda a la eliminación de los metabolitos dañinos del estrógeno. Está indicado sobre todo en aquellos casos en los que la enzima beta-glucuronidasa está elevada.

Suponiendo que con estas pautas el hígado ya cumple su función, ¿ahora qué toca? Pues que el intestino también cumpla. Es vital ir al baño cada día para que no se reabsorban los metabolitos. Si te cuesta —y siempre que no haya otra condición subyacente—, el magnesio en su forma de citrato no suele fallar. ¡Apúntatelo! No ingerimos suficiente cantidad de este mineral subestimado (alimentos ricos en magnesio: nueces y verduras) y, además, factores como el estrés crónico, demasiado consumo de cafeína y azúcar y la sobrecarga tóxica, a menudo, reducen sus niveles. Asimismo, y a diferencia de los medicamentos que obligan a tu cuerpo a expulsar las heces de manera artificial, el magnesio funciona porque es lo que tu cuerpo utiliza naturalmente para moverlas. Muchas veces el estreñimiento crónico es solo una deficiencia crónica de magnesio.

Niveles disminuidos de estrógeno (hipoestrogenismo)

En el escenario contrario al anterior, tenemos el hipoestrogenismo. Por lo general, viene precedido de trastornos alimentarios, nutrición inadecuada combinada con ejercicio físico intenso que derivan en un déficit energético con su correspondiente porcentaje de grasa corporal bajo. Esta situación mantenida en el tiempo altera el eje hormonal de la mujer y da lugar a amenorreas e hipoestrogenismo.

Es importante actuar a tiempo porque la bajada de estrógenos y la alimentación insuficiente con posible déficit de vitaminas y minerales son responsables de la disminución de densidad mineral ósea y de un riesgo de osteoporosis. La prevalencia de amenorreas por hipoestrogenismo suele ser elevada en mujeres deportistas y atletas.

Cuando nos falta estrógeno, podemos presentar síntomas como aumento de peso (especialmente en la zona del abdomen), cambios de humor, depresión, irritabilidad, sequedad vaginal, sofocos y sudores nocturnos y disminución de la libido.

Estrógenos, volved a mí

Para recuperar la producción de estrógenos a niveles normales puedes empezar a hacer los siguientes cambios:

- Cambia el chip y huye de las dietas extremadamente bajas en calorías. Se suele llamar «protocolo hámster»: muchas horas de cardio y mucha lechuga. Si tu cuerpo detecta que falta energía, automáticamente va a necesitar hacer ajustes, y el primer proceso que pausará es la reproducción.
- Usa todos los macronutrientes y sáciate. Necesitas proteínas, carbohidratos y grasas. Mención especial a estas últimas, las grasas: además de satisfacer tus necesidades

calóricas, es imperativo para una menstruación normal que consumas cantidades adecuadas. La grasa participa en la regulación de las hormonas del apetito y en la producción de las hormonas sexuales que necesitamos durante un periodo normal.

- Baja el ritmo deportivo o modifica tus rutinas. Dale preferencia al ejercicio de fuerza y come según sea tu actividad.
- Presta atención al estrés y trata de manejarlo mejor. Puedes informarte sobre programas de yoga y meditación y comenzar a practicar. Saca tiempo para el autocuidado y el autoamor. En muchos casos el manejo del estrés y los bloqueos emocionales son la pieza angular en la recuperación.
- ¡Descansa más y mejor! El sueño también reduce la carga de estrés de nuestro cuerpo.

Niveles disminuidos de progesterona

La progesterona es una hormona muy particular y «muy suya». Es necesaria tanto para un ciclo menstrual saludable como para una buena salud en general. La primera pregunta que debes hacerte para valorar tu producción de progesterona es: ¿ovulas? ¿lo haces regularmente?

Reconocer la ovulación te permite identificar tu estado de salud porque es el gran evento del ciclo menstrual. La ovulación que ocurre de manera regular es la única forma de producir suficiente progesterona, recuerda que es el cuerpo lúteo el que se encarga de ello. Si monitorizas tu ciclo con temperaturas basales y cambios en el moco, podrás identificar fácilmente la ovulación. Ahora ya sabes cómo hacerlo, ¡manos a la obra!

Los patrones de sangrado y regularidad del ciclo tienen tanto peso como la existencia o inexistencia de ovulaciones. Ovular implica que existe una función endocrina y gonadal adecuada.

Si no estamos viviendo un embarazo, una etapa de lactancia, los primeros años después de la menarquia o la menopausia, los ciclos anovulatorios pueden estar relacionados con el estilo de vida, el estrés y los trastornos endocrinos, nutricionales, ginecológicos o autoinmunes.

Favorecer la producción de progesterona

El primer objetivo es la ovulación.

- Consume alimentos densos en nutrientes —todo el abanico de verduras, carbohidratos complejos, proteínas y grasas de calidad—, de tal manera que tu cuerpo no sienta que está en modo supervivencia.
- Incluye vegetales que estimulen la producción de óxido nítrico, un vasodilatador que estimula una circulación óptima y esencial para el cuerpo lúteo, como la remolacha, las fresas, las frambuesas, la zanahoria, las acelgas, las espinacas y el brócoli.
- Mantén niveles de glucosa estables; la montaña rusa afecta directamente a la función ovárica saludable.

- Cuida tu intestino; ya sabes que va de la mano con la salud hormonal.
- Mima tu hígado; a través de él limpias tu casa.
- Asegúrate del buen funcionamiento de tu tiroides. La hormona activa T3 estimula directamente la producción de progesterona.
- Descansa lo suficiente y disminuye el estrés; este suele ser uno de los detonantes más frecuentes de anovulación y déficit de progesterona.
- Haz ejercicio; eso aumenta los niveles de óxido nítrico y mejora la circulación sanguínea. Disfruta de tus cuerpos lúteos más felices moviéndote.
- Averigua si tus niveles de homocisteína están elevados; más allá de 10 mmol/L debería ser tratado. Condiciona la vascularización y se asocia con anovulaciones esporádicas y cambios hormonales.
- Un aporte extra de vitamina C —entre 750 mg-1.000 mg diarios— ha demostrado ayudar a elevar los niveles progesterona.
- La vitamina E parece aumentar significativamente los niveles de progesterona gracias a su poder antioxidante.
- La suplementación con L-arginina a 6 g por día parece mejorar la vascularización y los niveles de progesterona.
- El *Vitex Agnus Castus*, una planta muy conocida y usada durante muchísimo tiempo para el equilibrio hormonal femenino, es un gran aliado cuando nos falta progesterona y tenemos fases lúteas cortas.

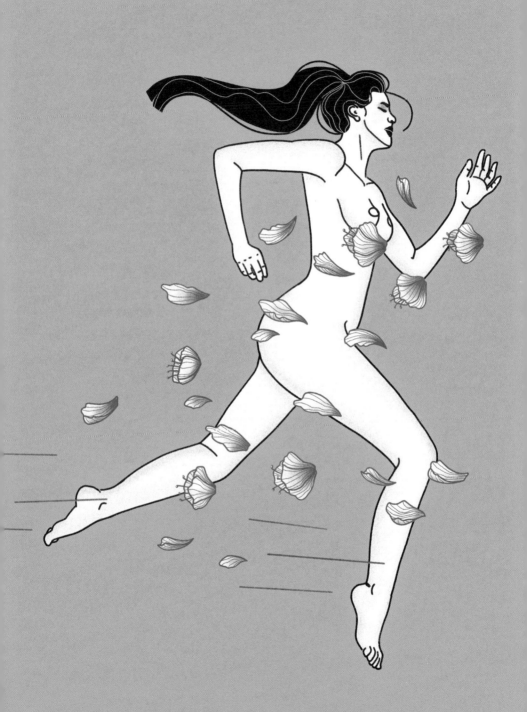

La tregua de los andrógenos

Desde hace muchísimo tiempo, las mujeres con SOP hemos estado condenadas a escuchar que la única solución para nuestra afección es la píldora anticonceptiva. Después del camino recorrido a lo largo de este libro, de conocer la complejidad de todos los sistemas implicados, así como de las múltiples herramientas que existen de mejora, creo que tal afirmación, francamente, ya no se sostiene. Utilizar un método anticonceptivo no es la solución al SOP, sino un mero parche, un dejar de lado y para otro momento todo aquello que tengo que arreglar.

La investigación, la divulgación y el empoderamiento femenino que están teniendo lugar en la actualidad nos sitúan en el momento de despertar. A ti, mujer con SOP, y a ti, mamá de niña con SOP recién diagnosticado, quiero que sepas que la mayoría de nosotras mejoramos exponencialmente con un abordaje natural que pasa por el conocimiento de nuestra fisiología.

Muchas veces somos nosotras mismas las que ofrecemos resistencia al cambio y, sobre todo, preferencia por aquello que parece más fácil o rápido. Es una elección: si aceptas el reto de conocerte y cuidarte desde hoy, tienes un nuevo camino por delante.

Salvo en casos aislados (como pueda ser una hiperplasia suprarrenal congénita, un síndrome de Cushing —trastorno hormonal causado por la exposición prolongada a un exceso de cortisol—, una hipersecreción de hormona de crecimiento, el empleo de algunos fármacos u otros), el exceso de andrógenos o hiperandrogenismo es secundario a un exceso de síntesis de andrógenos en el ovario y/o glándulas suprarrenales que da lugar a un síndrome del ovario poliquístico.

El SOP se puede presentar de tantas formas como mujeres lo padecen, pero para ofrecer estrategias más concretas, hablaré de los dos escenarios más comunes según su origen: metabólico y adrenal. Y aunque haga esta división, no en todos los casos es A o B; también existe la posibilidad de la coexistencia de ambos.

SOP metabólico

En el SOP metabólico —el clásico, «el de manual»— tenemos una mezcla explosiva al juntarse la predisposición genética con el entorno. ¡Saltan chispas!

En el SOP existe un desequilibrio entre la LH y la FSH a favor de la primera. Recuerda que, en un ciclo normal, la FSH es necesaria para el crecimiento y maduración de los folículos. La LH, que debería elevarse a mitad de ciclo para desencadenar la ovulación, ya está elevada desde el minuto uno y, además, estimula la producción de andrógenos. He aquí la clave de la disfunción.

La LH no se descontrola porque sí, se debe al pulso acelerado de la hormona liberadora de gonadotropinas (GnRH) secretada por el hipotálamo y, a su vez, este aumento del pulso tiene como principal detonante la resistencia a la insulina y el exceso de andrógenos ya existente.

Vayamos al grano: ¿cómo puedes recuperar y mantener ciclos normales y minimizar los síntomas?

- El objetivo principal es el origen de todo: la resistencia a la insulina. Aquí puedes seguir las pautas que enumeré para la regulación de los niveles de glucosa en sangre.
- En el SOP existe un defecto en la disponibilidad de un factor vitamínico que forma parte del complejo B, el myo-inositol, lo que resulta en resistencia a la acción de la insulina. Aportar myo-inositol extra mejora el perfil metabólico al aumentar la sensibilidad de la FSH. Normalmente se utilizan de 2 a 4 g diarios.
- Apoyar al hígado en su función *detox* hormonal para facilitar la eliminación de andrógenos con especial atención en la vía de sulfatación. Para ello incluye alimentos ricos en vitamina D, molibdeno, B2, taurina, cisteína, metionina y magnesio, que son los indispensables para esta vía. Por ejemplo: semillas de calabaza, sésamo y girasol, legumbres, carnes, huevos o vegetales de hoja.
- Presta atención al intestino y resuelve la disbiosis si se presenta.
- Descarta alteraciones tiroideas ya que, muchas veces, SOP e hipotiroidismo van de la mano.
- A pesar de que no existe ningún documento científico que relacione directamente el SOP con el consumo de gluten, nos encontramos ante un estado de inflamación correlacionado con la resistencia a la insulina, y se ha sugerido en estudios varios que el consumo diario de productos de trigo puede contribuir a la inflamación crónica y a las enfermedades autoinmunes. De hecho, la sensibilidad al gluten

El arte de conectar [Actuar]

se relaciona con numerosas afecciones de salud y una lista de más de 300 reacciones adversas. Hoy en día, el trigo está tan modificado que si lo comparásemos con la primera versión pensaríamos que no tienen nada que ver. Cuando una mujer con SOP reduce o elimina el consumo de trigo/gluten, suceden cosas maravillosas, aunque no pueda, por ahora, demostrarlo con un estudio. Te invito a que experimentes y comiences a cambiar productos derivados del trigo moderno por otras versiones mucho más saludables y amigables para tu intestino, como puede ser el trigo sarraceno.

Aparte del mencionado myo-inositol, existen varios suplementos que cuentan con un buen respaldo científico detrás y que pueden ser útiles según el caso. No obstante, un suplemento por sí solo no sirve de mucho. Es una ayuda extra que debe combinarse con el objetivo principal: los cambios en el estilo de vida. Aunque ahora te voy a presentar algunos, forma parte de una estrategia que siempre debe ser individualizada.

- Magnesio: es uno de mis preferidos, necesario y completamente seguro. Las mujeres con SOP tienen 19 veces más posibilidades de tener un déficit de magnesio. Tiene un papel importante en la regulación de la glucosa en sangre, la insulina y la tensión arterial. También ayuda a reducir la inflamación y, por tanto, el dolor menstrual.
- Vitamina D: la prevalencia de deficiencia de vitamina D en mujeres con SOP es de aproximadamente el 85 %. Se encuentra asociación entre el déficit de vitamina D y el

síndrome metabólico, y puede exacerbar los síntomas. Intenta mantenerte en niveles saludables, en lo posible tomando el sol a diario entre 10-15 minutos sin protección solar. Busca niveles óptimos entre 40-50 ng/ml.

- Omega-3: ayuda a mejorar los marcadores inflamatorios y antioxidantes, la resistencia a la insulina, el colesterol total y la testosterona. Asimismo, se ha visto un posible efecto en la regulación del ratio LH:FSH.
- Zinc: hay una tendencia a la baja en los niveles de zinc en mujeres con SOP. Actúa como un bloqueador de andrógenos y puede mejorar el hirsutismo y la caída de cabello, entre otros. Revisa tus niveles y busca idealmente >90 mcg/dL.
- Resveratrol: este compuesto vegetal que se encuentra en la semilla y la piel de la uva funciona reduciendo marcadores inflamatorios, mejorando el equilibrio hormonal y parece reducir de manera significativa la testosterona, la DHEA y mejorar la resistencia a la insulina.
- En cuanto a hierbas medicinales, el *Vitex Agnus Castus* y la cimicífuga racemosa muestran las evidencias más sólidas a la hora de ayudar a manejar ciclos irregulares o ausentes, pero el tratamiento debe personalizarse siempre.
- Por último, una estrategia sencilla a la par que muy agradable podría ser incluir una taza diaria de té de hierbabuena en tu dieta; se cree que puede reducir los niveles de andrógenos según un estudio publicado en 2010.

SOP adrenal

En el polo opuesto al SOP metabólico, nos encontramos con el fenotipo adrenal, que se caracteriza por un exceso de andrógenos producidos en las glándulas suprarrenales y, en principio, sin signos de resistencia a la insulina. Las glándulas suprarrenales producen más andrógenos cuando existe un aumento en la actividad del eje HPA y, especialmente, ante un aumento de la hormona del estrés, el cortisol.

El éxito en el abordaje de tu SOP dependerá de que sepas identificar de dónde vienen tus andrógenos; de ahí la importancia de realizar las pruebas oportunas, porque en el caso adrenal no nos sirve la estrategia anterior. Una vez identificado, céntrate en:

- Entender que, a más estrés, mayores niveles de cortisol tienes y, por tanto, mayor producción de andrógenos. Es de vital importancia aprender a manejar el estrés y flexibilizar comportamientos. Suele ser eficaz la terapia psicológica, así como todas aquellas actividades que tengan como objetivo la relajación: paseos por la naturaleza, meditación, yoga, atención plena, respiración…
- Nutrirte sin pensar en reducir carbohidratos. En este caso es al revés, incluso te será útil añadir carbohidratos almidonados de manera frecuente porque tienen la propiedad de ayudarnos a relajar el sistema nervioso. Me refiero a patatas, boniatos, yuca, plátano macho, avena, arroz blanco y legumbres.
- Apoyar al hígado y al intestino de la misma forma que en el caso anterior.
- Corregir posibles déficits nutricionales poniendo especial atención en el zinc y la vitamina D.

- En este caso, también puede ser útil el uso del myo-inositol para aumentar la producción de estrógenos en la fase folicular y mejorar la sensibilidad de la FSH.
- Finalmente, podrían ser útiles los complejos de plantas adaptógenas como la rhodiola, schizandra y ashwagandha, que ayudan a reducir el estrés.

Autoinmunidad: la luz roja de mi cuerpo

La autoinmunidad se define como una afección que surge de una respuesta inmune anormal a una parte normal de nuestro cuerpo. Hay muchísimas y, por ejemplo, en el caso de la artritis reumatoide, el sistema inmune ataca a las articulaciones; en la tiroiditis de Hashimoto o la enfermedad de Graves, ataca a la tiroides; en el lupus, el ataque es a los tejidos; en la psoriasis, la diana son las células de la piel. Casi cualquier parte del cuerpo puede ser víctima de un sistema inmunológico alterado.

Paradójicamente, nos ataca el mismo sistema que tiene como objetivo protegernos y defendernos, ya que da por hecho que las células sanas son las enemigas. Y de aquí puede surgir la pregunta: ¿cómo es posible semejante autoataque? Pues estamos ante un grito desesperado del propio cuerpo, una luz roja cegadora que nos avisa de una guerra interna.

Aunque hay cierta predisposición genética, como hemos visto, los factores ambientales desempeñan el papel más importante y detonante. Los alimentos que comemos, el ejercicio que realizamos, las horas de sueño, el estrés, los tóxicos y los medicamentos son determinantes. Como dato curioso: la concordancia de las enfermedades autoinmunes entre gemelos idénticos es prácticamente siempre inferior al 50%; a menudo entre el 25-40%.

La medicina convencional, por norma, se centra más en los síntomas, que no en las causas subyacentes ni en retrasar la progresión de la enfermedad. Este enfoque conlleva que hoy en día miles de personas desamparadas que conviven con muchos síntomas y malestar decidan buscar otras soluciones más «integrativas». No quiero decir que esté mal, quiero decir que necesitamos algo más.

Entre los factores principales desencadenantes y promotores del proceso autoinmune que, además, influyen entre ellos, podemos destacar los siguientes:

- Intestino permeable: en los últimos años, se está descubriendo el papel fundamental que desempeña el intestino en las enfermedades autoinmunes. El intestino está en contacto constante con una gran variedad de antígenos, tanto de alimentos como de microorganismos. La barrera intestinal evita que bacterias patógenas y no patógenas se adentren en áreas inmunorreactivas como el torrente sanguíneo. Si esta barrera mucosa se rompe, las células inmunitarias se exponen a compuestos que deberían permanecer fuera. Intestino permeable significa literalmente que tenemos un colador. Sería imposible hablar de intestino permeable sin hacer mención especial al gluten y a las enormes cantidades a las que nuestros cuerpos están expuestos a diario. El doctor Allessio Fasano tiene un trabajo de investigación fascinante y fue el descubridor de la zonulina, una proteína intestinal que regula el paso de sustancias desde el intestino al torrente sanguíneo. Cuando se libera demasiada, las uniones estrechas de células intestinales que conforman un intestino sano pueden llegar a presentar fugas, permitiendo que antígenos y microbios accedan al torrente sanguíneo y causan inflamación. El consumo exacerbado de gluten, aún en personas que no padecen la enfermedad celíaca, incrementa la liberación de zonulina y provoca permeabilidad intestinal, es decir, un intestino que ha perdido la capacidad de mantener fuera todo aquello que no debe ingresar en el organismo.

- Toxinas ambientales: se han asociado con enfermedades autoinmunes una serie de xenobióticos que incluyen mercurio, plomo, arsénico, cloruro de vinilo, canavanina, disolventes orgánicos, sílice y radiación ultravioleta, entre otros, y se plantea la posibilidad de que también puedan exacerbar un trastorno autoinmune existente. Por ejemplo, el estrógeno parece desempeñar un papel en enfermedades como el lupus y la artritis y sabemos que sustancias como el BPA se comportan como el propio estrógeno en el organismo.

- Estrés: nuestro cuerpo tiene un límite. Por supuesto, sabemos que está preparado para soportar y prosperar en pleno estrés físico, mental o emocional, pero, de manera crónica y traumática, es un detonador de autoinmunidad. En muchos casos, las personas reportan un gran estrés emocional antes de que comiencen los síntomas físicos. Tiene todo el sentido: el estrés causa inflamación, suprime la inmunidad y altera la química del cuerpo.

El arte de conectar [Actuar]

- Infecciones: las infecciones crónicas por virus, bacterias, hongos o parásitos parecen tener un papel importante en la activación de autoinmunidad. Es el caso de infecciones de tipo bacteriano como *Helicobacter pylori* o la *Yersinia enterocolítica*. Y también el caso del sobrecrecimiento bacteriano (SIBO), el sobrecrecimiento de hongos (SIFO) y las infecciones virales como Epstein-Barr, citomegalovirus o herpes simplex.

Qué podemos hacer ante una enfermedad autoinmune

Normalmente, no hay un solo desencadenante que dispare el proceso autoinmune, sino que nos enfrentamos a varios factores al mismo tiempo. Conseguir la remisión de enfermedades autoinmunes puede ser un camino largo y a veces frustrante, porque no siempre avanzamos todo lo rápido que nos gustaría. Aun así, es posible recuperar la salud. Aquí te muestro, a grandes rasgos, cómo puedes contribuir:

Objetivo 1. Localizar la o las causas raíz. Con la ayuda de un profesional y pruebas complementarias puedes identificar el origen. Son necesarias 3 cosas para que la enfermedad se active: predisposición genética, desencadenantes (sensibilidades alimentarias, toxinas, infecciones, estrés) y permeabilidad intestinal.

Objetivo 2. Sanar el intestino. Es imprescindible que soluciones la permeabilidad intestinal, empezando por evitar de forma temporal posibles alimentos inflamatorios y/o sospechosos de destruir tu barrera intestinal, individualizando siempre cada caso. Los principales son: azúcar, gluten (presente en trigo, centeno y cebada), cereales, legumbres, aceites refinados y grasas malas, alcohol y lácteos. Es probable que, además, requieras un plan de suplementación adaptado para sellar la barrera intestinal y solucionar posibles disbiosis.

Objetivo 3. Prevenir y eliminar toxinas. Vigila tu exposición constante y trata de potenciar la capacidad de tu cuerpo para eliminar toxinas. Ya sabes que la eliminación sucede a través de la orina, las heces y el sudor, y que el hígado está para mimarlo mucho.

Objetivo 4. Curar posibles infecciones. Si sospechas de alguna infección, necesitas ir de la mano con un profesional de la salud que pueda realizarte las pruebas oportunas y acompañarte en tu curación.

Objetivo 5. Gestionar el estrés. Ignorar la carga de estrés te condena al fracaso a pesar de cumplir los objetivos anteriores. Tanto el estrés puramente físico como aquello que piensas, sientes y el cómo respondes, condiciona tu sistema inmune.

Más moverme y más dormir

Estás diseñada para moverte. La falta de actividad está completamente en desacuerdo con la genética y se relaciona con muchas condiciones de salud como la hipertensión, las contracturas, los desequilibrios de azúcar en sangre, el sobrepeso y la obesidad, el sueño deficiente, el bajo estado de ánimo y problemas de salud mental.

Mente y cuerpo sufren cuando nuestro estilo de vida es sedentario. Largas jornadas de trabajo frente a un escritorio, en coche a todas partes, horas de sofá desde donde hoy podemos hacer casi todo, hasta encender y apagar las luces de casa desde el teléfono móvil... Parece que se nos está yendo de las manos.

Permanecer sentada demasiado tiempo también se refleja en la salud hormonal. Las hormonas felices no solo requieren una dieta rica en nutrientes y un peso saludable, va mucho más allá. Ante la falta de movimiento, el gasto calórico disminuye, nuestro sistema metabólico funciona peor y la sensibilidad a la insulina se ve reducida. Y esto es exactamente lo que no queremos que suceda.

Cuando sugiero que te muevas, no me refiero solo a que dediques tres horas a la semana a entrenar; intento decirte que pases menos tiempo sentada, que te pongas de pie y camines, que saques tiempo para rodearte de naturaleza y exponerte al sol.

Podemos obtener grandes resultados con cambios mínimos. Si trabajas sentada, prueba un escritorio de pie o, sencillamente, usa una caja, una pila de libros o un soporte que te permita usar el ordenador de pie. Otra opción es levantarte dos minutos por cada treinta que pases sentada. ¿Ves? No supone una gran dificultad.

Siguiendo con los pequeños cambios sencillos, usa menos el ascensor y más las escaleras, ve caminando a los sitios siempre que puedas y encuentra pasatiempos que te hagan feliz, se adapten a tu estilo de vida y que impliquen movimiento.

Entrena la fuerza

Aparte de pasar más tiempo de pie y movernos más, entrenar la fuerza es una de las mejores medicinas para la salud hormonal siempre y cuando lo hagamos de forma inteligente y entendiendo que más no es mejor. De hecho, entrenar demasiado puede causar estragos en tus hormonas. El objetivo es una rutina bien planificada dos o tres veces por semana.

- Mejora la sensibilidad a la insulina: la resistencia a la insulina está detrás de muchos problemas hormonales. El ejercicio de fuerza es una herramienta más para revertirla que actúa de la siguiente manera:
  - Las células musculares son grandes consumidoras de glucosa y, cuando crecen a consecuencia del entrenamiento, te ayudan a mantener los niveles saludables y estables.
  - Entrenar supone que las células musculares sean más sensibles a la insulina, de tal forma que el páncreas necesita producir menos insulina para mantener el metabolismo.
- Posible reducción en los niveles de testosterona: en un programa de entrenamiento de 16 semanas en mujeres con SOP, los resultados mostraron una reducción significativa de los niveles de testosterona.
- Mejora el metabolismo: se ha visto que las mujeres con SOP de tipo metabólico tienen una tasa metabólica basal (TMB) más baja. Una manera efectiva de aumentar la TMB

es desarrollar músculo, que es metabólicamente más activo que la grasa.

- Fortalece los huesos: es altamente efectivo para preservar la densidad ósea al mismo tiempo que mejora la masa muscular, la fuerza y el equilibrio.
- Reduce la inflamación: el aumento de los marcadores antiinflamatorios y antioxidantes derivados del entrenamiento de fuerza ayuda a disminuir la intensidad del dolor, en especial en dismenorrea y endometriosis.
- Equilibra la progesterona: el entrenamiento de fuerza moderado afecta positivamente a la producción de progesterona y ayuda a normalizar ciclos irregulares y mejorar el síndrome premenstrual.

La necesidad de dormir

Las personas necesitamos entre siete y ocho horas de sueño cada noche para funcionar correctamente durante el día. Dormir es una necesidad fisiológica y también es un hábito de estilo de vida que deberíamos priorizar tanto para equilibrar nuestras hormonas como para nuestra salud en general, pues es cuando mente y cuerpo sanan y se reparan.

Alguna vez he oído a mujeres decir que dormían pocas horas porque lo consideraban una pérdida de tiempo. En otros casos es una manera de alargar el día porque llegamos tarde a casa del trabajo y, aunque sentimos agotamiento, es el único momento en el que podemos estar con nuestros seres queridos o dedicarnos a realizar tareas que nos gustan. El problema es que el sueño es necesario y, aunque hoy parezcas estar fresca, los efectos vendrán antes o después.

La falta de sueño supone un desastre hormonal a corto, medio y largo plazo, determinado por:

- Niveles alterados de azúcar en sangre: este es uno de los secretos del equilibrio hormonal. Cuando dormimos poco y mal, la insulina aumenta y es un factor de riesgo para la obesidad y la diabetes tipo II.
- Disminución de la hormona leptina: la falta de sueño nos invita a comer más. La leptina es la hormona que inhibe el apetito, aquella que nos ayuda a regular cuánto comemos y cuánta grasa almacenamos enviando una señal al cerebro para informar que estamos llenas.
- Aumento de los niveles de grelina: la hormona del hambre que estimula el apetito. Cuanto más corta sea la duración de tu sueño, más calorías comerás al día siguiente.
- Aumento de inflamación sistémica: presente en casi todas las enfermedades crónicas.
- Aumento del cortisol.
- Induce estrés oxidativo y eleva los niveles de ansiedad.

Dormir mejor nos hace más felices y saludables en todos los sentidos. Aplica diariamente los siguientes pasos para solventar esta tarea que tantas tenemos pendiente:

- Crea un entorno favorable que promueva el sueño, como si fuera tu santuario personal, con una temperatura cómoda entre 15 y 20 grados, libre de aparatos electrónicos.
- Reduce el ruido ambiental y la luz artificial a partir del atardecer.
- Lo hábitos diurnos tienen un gran impacto en nuestra capacidad de dormir. Evita las bebidas con cafeína a partir del

almuerzo y el alcohol en especial en las horas cercanas a acostarte.

- Haz ejercicio de forma regular evitando que sea en las 4 horas previas a acostarte.
- Exponte a la luz natural durante el día, sobre todo a primera hora de la mañana.
- Procura cenar pronto, como mínimo 2 horas antes de ir a dormir.
- Dúchate antes de acostarte, con agua templada en verano y caliente en invierno.
- Apaga el teléfono, el ordenador y cualquier cosa que te genere estrés en las 2 horas antes de dormir.
- Prueba el magnesio como promotor del sueño y la relajación.

Estrés, pensamientos y emociones

Cuando llevas tiempo dedicándote a la salud y acompañando a personas, sucede irremediablemente. Te das cuenta de que las afecciones y padecimientos no se pueden entender sin el contexto. Cada pequeño detalle de nuestra vida, en mayor o menor medida, marca el origen y la progresión de cada síntoma.

El ser humano es mucho más complejo que una colección de síntomas. Podemos entender mucho de órganos, especializarnos en diferentes materias, pero parece que cuanto más sabemos sobre algo, más nos alejamos del ser humano que hay detrás.

Las emociones desempeñan un papel crítico en la salud. Las actividades biológica y psicológica no son independientes, se trata de dos supersistemas que funcionan al unísono. Es decir, nuestra salud mental está íntimamente conectada con nuestra salud física.

Estoy segura de que alguna vez has percibido esta conexión de forma inmediata; tras un disgusto o una preocupación es fácil sentir que el intestino se mueve diferente. La emoción desencadena una sensación física y cualquier estímulo que actúe sobre cualquier parte del sistema, ya sea a corto o largo plazo, puede afectar potencialmente a otras partes.

En capítulos anteriores hemos visto que, ante estímulos psicológicos, si el cerebro interpreta que existe una amenaza, segrega hormona adrenocorticotrópica (ACTH) y, a su vez, la ACTH promueve la producción de cortisol. De tal forma que los factores interpretados como emocionalmente estresantes son los detonantes físicos más potentes para el eje HHA (hipotálamo-hipófisis-adrenal).

Las emociones son capaces de interactuar con las hormonas. La endocrina e investigadora Jerilynn Prior realizó un estudio en Vancouver con más de 3.700 mujeres con el objetivo de investigar la prevalencia de ovulación. Entre sus conclusiones destaca la prevalencia de la anovulación silenciosa en más de un tercio de los ciclos menstruales clínicamente normales. En el mismo estudio, la doctora refiere que la causa más común de ovulación fallida fue debida a una estimulación insuficiente de los ovarios por parte del hipotálamo y la pituitaria. La supresión de la ovulación es la adaptación reproductiva más común a varios factores estresantes como pueden ser la restricción dietética, los cambios de peso, el estrés psicosocial, el ejercicio excesivo o la enfermedad.

Por otro lado, se sabe también que la hiperactividad del eje HHA y la hipercortisolemia se vinculan con el síndrome metabólico. El estrés crónico está asociado con la adiposidad central, la dislipidemia, la atrofia de los músculos esqueléticos, la resistencia a la insulina y la intolerancia a la glucosa, todos ellos condicionantes de la salud hormonal.

La relación cuerpo-mente es inseparable. Podemos mirar hacia otro lado, desde el dualismo, o podemos empezar a plantearnos que quizá el ambiente en el que nos desarrollamos, trabajamos, sentimos y morimos representa una variable más en el complejo rompecabezas de la salud.

Sea cual sea tu situación, hazle un favor a tu ciclo, a tus ovarios y, sobre todo, háztelo a ti. Prioriza tu salud mental de la misma forma en que lo haces con tu cuerpo. Escúchate más y mejor, tú eres el amor de tu vida.

Qué desconectados estamos de nuestra realidad, de nuestras necesidades y emociones, ¡y qué importantes son!

> Mi nombre es Lucía y soy una persona que siempre se ha cuidado, pero solo por fuera; es decir, lo que comúnmente se considera «llevar una vida saludable» —hacer deporte y comer sano—, pero a mí, a mi parte mental, me tenía olvidada: a cómo mis pensamientos y las palabras con las que me hablaba influían en la salud que no se ve y de la que tan poco se habla. Una persona de 34 años insegura, con insomnio y con ausencia de menstruación desde hacía

4 años ¡salvo en agosto! Siempre me bajaba la regla en agosto.

Esto no puede entenderse como salud. Es difícil dar el paso y pedir ayuda —ayuda hormonal y ayuda psicológica—, ¡pero qué cambio de vida supuso para mí! Aprender a escucharme, a no etiquetarme en función de mis emociones puntuales, a dejarme ser, a abrazarme en los momentos tristes y aplaudirme en los alegres. A gustarme, ¡a gustarme mucho!

Hoy, dos años después, ha mejorado mi descanso nocturno, me valoro, me entiendo mejor y he recuperado mis reglas y mi libido. Se trata de un entrenamiento diario, como el gimnasio, para no dejarse arrastrar por el estrés y los pensamientos oscuros. Así que mi consejo es: «Respira hondo, frena y, si no puedes sola, ponte en manos de un buen profesional». ¡Cuídate mucho y bien!

LUCÍA

Acerca de diagnósticos y sentencias

—Me dijeron que...

Así comienzan muchas historias. Historias que pesan, que condicionan. Y es que hay frases que no deberían pronunciarse jamás. Porque una cosa es poner nombre y apellidos a los padecimientos para facilitar el abordaje y otra usar las palabras para sentenciar.

«Te va a costar quedarte embarazada», «No podrás», «Esta pastilla es la única solución». Suena como la maldición de las brujas. ¿Cómo no vamos a vivir con miedo? Va más allá de la sensación momentánea de la comunicación; todas estas frases se graban en la memoria de las personas y ya sabemos que el poder de la mente es inmenso.

Recuerdo a mujeres que solo necesitaron una explicación sincera y cariñosa para romper su profecía. Cuando somos conocedoras de aquello que nos pasa y por qué, así como de las posibles soluciones, nuestro poder se multiplica. Combínalo con una pizca de confianza y esperanza y seremos invencibles.

Cada mujer es única, usa los diagnósticos como pista para empezar a buscar, porque son el inicio del camino y no el fin.

Durante el confinamiento decidí que debía de una vez por todas tomar las riendas de mi vida y de mi salud. Después de tanto tiempo sintiéndome desahuciada y condenada por un sistema de salud que no me ofrecía ninguna alternativa, decidí apostar por mí y ver mi salud como prioridad. Dejé de luchar contra mi cuerpo, me abracé y empecé a darle todo lo necesario, confiando en que ese esfuerzo me lo devolvería con creces. Ese punto de inflexión me cambió la vida y mi forma de pasar por ella. Jamás debería haber pensado que todo estaba perdido. Eres tú quien tiene la última palabra.

MARÍA

No podemos elegir la manera en la que nos lo van a contar, pero antes de que suponga una herida de difícil cicatrización podemos elegir cómo vamos a responder y cómo lo vamos a gestionar.

Tú no eres tu diagnóstico. Tus posibilidades son infinitas. Quizá no deberías cargar con frases que alguien, en algún momento, no supo medir. Nada está perdido *a priori*, lo conseguirás o no, pero lo habrás intentado. Eso es lo que cuenta.

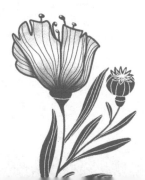

Un puzle con muchas piezas y una carta por empezar

Queridos ovarios:

Ahora sí, ahora ya me va quedando claro cómo ofreceros el escenario idóneo para que exista armonía. Todo parece encajar. Quiero que compartamos con muchas mujeres nuestro secreto para que puedan ser partícipes de su propia salud y sean conocedoras de que tienen voz en cómo funcionan sus ovarios a lo largo de su vida. Voz en su salud, en sus cuerpos y en todo aquello que deseen.

Trato de adivinar cómo te sientes en este momento. Quizá en medio de una tormenta de sensaciones contradictorias, abrumada por toda la información recibida, ilusionada porque ves algo de luz al final de un túnel oscuro que creías ausente de salida. Es completamente normal. De repente, tienes sobre la mesa un puzle con muchas piezas sin saber muy bien cómo empezar ni por dónde.

Creo que todas y cada una de las mujeres, entre las que me incluyo, que ha recorrido este camino en algún momento ha sentido miedo. Miedo porque una es humana. Es vulnerable. Los cambios asustan y, a veces, son como acercarse a un precipicio cuando sabes que el salto es inminente.

Toma asiento. Respira. Observa el puzle, interioriza todas sus piezas y ordénalas en tu cabeza. No tengas prisa: la paciencia y la perseverancia van a ser tus mejores amigas. Encuentra tu ritmo y piensa que cada paso que des, cada cambio que implique mejoras, será un regalo que te haces a ti misma.

No es una dieta, no es un suplemento. Es un todo. Cada pieza en su lugar y conectando con arte. Es un vivir en coherencia con lo que somos, sabiendo que muchas veces nos caeremos o nos perderemos en el camino, pero también que tenemos la habilidad de ponernos de pie y reencontrarnos.

El conocimiento y la consciencia son una puerta a la libertad que nos permiten tomar mejores decisiones, incluidas aquellas relacionadas con nuestro cuerpo. Cuestiona siempre todo y escúchate un poquito más; tu cuerpo tiene mucho que decir.

Desde el momento en el que supe que escribiría este libro, mi objetivo fue claro: «Quiero que las mujeres que lo lean se enamoren de su ciclicidad». Así que, con aquella intención presente, esta es mi pequeña contribución a la salud femenina y mi invitación a que, si te apetece y lo sientes, aun sabiendo que entonces este ejemplar pasará a ser único e intransferible, escribas tu carta. Tu carta a tus ovarios.

Y aquí, entre mis temores e ilusiones, me despido de ti, agradeciéndote enormemente tu lectura, con un cariñoso «hasta pronto».

Unas líneas en blanco, para que escribas tu primera carta a tus ovarios

....

....

....

....

....

....

....

....

....

....

....

....

....

....

....

....

....

....

....

....

....

....

....

....

....

....

....

....

....

....

....

....

....

....

....

....

....

....

....

....

....

....

....

....

....

....

....

....

....

....

....

....

....

....

....

....

....

Un puzle con muchas piezas y una carta por empezar

Epílogo

—¡Será hormonal! —se oyó.

Pero a diferencia de lo que hubiera ocurrido años antes, ellas no continuaron como si nada. No. No cruzaron los dedos como si de algo mágico y desconocido se tratara.

Ahora sabían que tenían capacidad para atender e intervenir activamente en su ciclo. Ahora sabían a qué profesionales recurrir. Dejaban de ser mujeres perdidas en sus propios cuerpos.

Ahora eran mujeres empoderadas y preparadas para educar a sus hijos en el amor, en el respeto y en el conocimiento hacia su organismo. Niñas que crecían sin temor ni vergüenza a teñir de rojo el calendario que habían aprendido a estudiar. Hombres que acompañaban en su ciclicidad a sus madres, a sus hijas, a sus hermanas, a sus amigas y a sus parejas sin reproches ni descalificaciones estereotipadas.

Las hormonas sexuales femeninas ya no eran jeroglíficos de analíticas a los que solo accedían los médicos. Sí. Ellas podían decidir conjuntamente con los profesionales qué camino seguir para modular la transmisión de «la animadora, la mágica y las demás del equipo».

Se había producido un despertar a la consciencia de que todo fue diseñado para transitar por fases, y la mujer, tan llena de vida, no iba a ser menos. Ellas y ellos ahora entendían que estamos condicionadas por los ciclos, con sus correspondientes variaciones hormonales y anímicas.

Se enterró la etiqueta de «inestable emocional» para designar a quien vivía, sencillamente, los cambios de estado de ánimo consustanciales a la ciclicidad.

Se dejó de menospreciar a la mujer con aquello de «estás insoportable esos días», para comprender que su ansiedad o irritabilidad en determinados momentos del mes podía corresponderse con la disminución en los niveles de progesterona que se da al final de la última fase del ciclo menstrual.

Comenzó la revolución en el mundo de la salud.

Una revolución que se había iniciado cuando mujeres como María empezaron a leer su cuerpo y a darse cuenta de que podían, incluso, escribir una carta a sus ovarios porque ya no eran meras espectadoras pasivas de sus síntomas ni víctimas de sus genes, sino creadoras de su propia realidad.

PATRICIA CÓRDOBA
www.tupsicologia.com

Bibliografía

Adams Hillard, P. J., «Menstruation in adolescents: what's normal?», *Medscape J Med.* 2008, 10(12), p. 295. https://www.ncbi.nlm.nih.gov/pmc/articles/PMC2644006/

Anagnostis, P., V. G. Athyros, K. Tziomalos, A. Karagiannis, D. P. Mikhailidis, «The Pathogenetic Role of Cortisol in the Metabolic Syndrome: A Hypothesis», *The Journal of Clinical Endocrinology & Metabolism*, 2009, volumen 94, número 8, pp. 2.692-2.701, https://doi.org/10.1210/jc.2009-0370

Anderson, G., «Endometriosis Pathoetiology and Pathophysiology: Roles of Vitamin A, Estrogen, Immunity, Adipocytes, Gut Microbiome and Melatonergic Pathway on Mitochondria Regulation», *Biomol Concepts*, 2019, 10(1), pp. 133-149. https://pubmed.ncbi.nlm.nih.gov/31339848/

Arentz, S., J. A. Abbott, C.A. Smith, *et al.*, «Herbal medicine for the management of polycystic ovary syndrome (PCOS) and associated oligo/amenorrhoea and hyperandrogenism; a review of the laboratory evidence for effects with corroborative clinical findings», *BMC Complement Altern Med*, 2014, 14, p. 511. https://doi.org/10.1186/1472-6882-14-511

Aruna, V. K., S. Swami, L. Peng, J. Wang, J. Moreno, D. Feldman, «Tissue-Selective Regulation of Aromatase Expression by Calcitriol: Implications for Breast Cancer Therapy», *Endocrinology*, 2010, volumen 151, número 1, pp. 32-42. https://doi.org/10.1210/en.2009-0855

Aucoin, M., S. Bhardwaj, «Generalized Anxiety Disorder and Hypoglycemia Symptoms Improved with Diet Modification», *Case Reports in Psychiatry*, 2016, número ID 7165425. https://doi.org/10.1155/2016/7165425

Balunas, M. J., B. Su, R. W. Brueggemeier, A. D. Kinghorn, «Natural products as aromatase inhibitors», *Anticancer Agents Med Chem*, 2008, 8(6), pp. 646-682. https://www.ncbi.nlm.nih.gov/pmc/articles/PMC3074486/

Barbaro, M.R., C. Cremon, D. Wrona, *et al.*, «Non-Celiac Gluten Sensitivity in the Context of Functional Gastrointestinal Disorders», *Nutrients*, 2020, 12(12), p. 3.735. https://www.ncbi.nlm.nih.gov/pmc/articles/PMC7761787/

Barber, T. M., F. F. Casanueva, F. Karpe, M. Lage, S. Franks, M. I. McCarthy, J. A. H Wass, «Ghrelin levels are suppressed and show a blunted response to oral glucose in women with polycystic ovary syndrome», *European Journal of Endocrinology*, 2022, 158(4), pp. 511-516. https://eje.bioscientifica.com/view/journals/eje/158/4/511.xml

Barrea, L., A. Arnone, G. Annunziata, G. Muscogiuri, D. Laudisio, C. Salzano, G. Pugliese, A. Colao, S. Savastano, «Adherence to the Mediterranean Diet, Dietary Patterns and Body Composition in Women with Polycystic Ovary Syndrome (PCOS)», *Nutrients*, 2019, 11(10), p. 2.278. https://doi.org/10.3390/nu11102278

Bayram, N, M. Van Wely, F. Van der Veen, «Pulsatile gonadotrophin releasing hormone for ovulation induction in subfertility associated with polycystic ovary syndrome», *Cochrane Database of Systematic Reviews,* 2003, número 3, artículo CD000412. https://doi.org/10.1002/14651858.CD000412.pub2

Bell, V., J. Ferrão, L. Pimentel, M. Pintado, T. Fernandes, «One Health, Fermented Foods, and Gut Microbiota», *Foods,* 2018, 7(12), p. 195. https://www.ncbi.nlm.nih.gov/pmc/articles/PMC6306734/

Briden, Lara, *Cómo mejorar tu ciclo menstrual,* GreenPeak Publishing, 2019.

Bull, M. J., N.T. Plummer, «Part 1: The Human Gut Microbiome in Health and Disease», *IntegrMed (Encinitas),* 2014, 13(6), pp. 17-22. https://www.ncbi.nlm.nih.gov/pmc/articles/PMC4566439/

Byron, Katie, *Amar lo que es*, Madrid, Urano, 2012.

Calcium-D-glucarate, *Alternative medicine review: a journal of clinical therapeutic*, 2002, 7(4), pp. 336-339. https://pubmed.ncbi.nlm.nih.gov/12197785/

Cameron, J. D., M. J. Cyr, E. Doucet, «Increased meal frequency does not promote greater weight loss in subjects who were prescribed an 8-week equi-energetic energy-restricted diet», *The British journal of nutrition*, 2010, 103(8), pp. 1.098-1.101. https://doi.org/10.1017/S0007114509992984

Cevik, R., A. Gur, S. Acar, K. Nas, A. J. Sarac, «Hypothalamic-pituitary-gonadal axis hormones and cortisol in both menstrual phases of women with chronic fatigue syndrome and effect of depressive mood on these hormones», *BMC Musculoskelet Disord*, 2004, 5:47. https://www.ncbi.nlm.nih.gov/pmc/articles/PMC539265/

Chaix, A., E. Manoogian, G. C. Melkani, S. Panda, «Time-Restricted Eating to Prevent and Manage Chronic Metabolic Diseases», *Annual review of nutrition*, 2019, 39, pp. 291-315. https://doi.org/10.1146/annurev-nutr-082018-124320

Charni-Natan, M., R. Aloni-Grinstein, E. Osher, V. Rotter, «Liver and Steroid Hormones-Can a Touch Make a Difference?», *Front Endocrinol (Lausanne)*, 2019, 10:374. https://www.ncbi.nlm.nih.gov/pmc/articles/PMC6581675/

Choi, S. W., S. Friso, «Epigenetics: A New Bridge between Nutrition and Health», *Advances in nutrition (Bethesda, Md.)*, 2019, 1(1), pp. 8-16. https://doi.org/10.3945/an.110.1004

Colldén, H., A. Landin, E. Elebring, V. Wallenius, F. Lars, «The gut microbiota is a major regulator of androgen metabolism in intestinal contents», *American Journal of Physiology-Endocrinology and Metabolism*, 2019, 317:6, E1182-E1192. https://journals.physiology.org/doi/full/10.1152/ajpendo.00338.2019

Cóppola, F., J. Nader, R. Aguirre, «Metabolismo de los estrógenos endógenos y cáncer de mama», *Revista Médica del Uruguay*, 2005,

21(1), pp. 15-22. Recuperado en 16 de febrero de 2022, de http://www.scielo.edu.uy/scielo.php?script=sci_arttext&pid=S1688-0390 2005000100003&lng=es&tlng=es

Dama, M., M. Steiner, R. V. Lieshout, «Thyroid peroxidase autoantibodies and perinatal depression risk: A systematic review», *J Affect Disord*, 2016, 198, pp. 108-121. https://pubmed.ncbi.nlm.nih.gov/27011366/

De Leo, V., M. C. Musacchio, V. Cappelli, *et al.*, «Genetic, hormonal and metabolic aspects of PCOS: an update», *Reprod Biol Endocrinol*, 2016, 14, p. 38. https://doi.org/10.1186/s12958-016-0173-x

Deroux, A., C. Dumestre-Perard, C. Dunand-Faure, *et al.*, Female Infertility and Serum Auto-antibodies: a Systematic Review», *Clinic Rev Allerg Immunol*, 2017, 53, pp. 78-86. https://doi.org/10.1007/s12016-016-8586-z

Derry, P. S., «Is menstruation obsolete?», *BMJ (The British Medical Journal)*, 2007, pp. 334-955. https://doi.org/10.1136/bmj.39199.597512.59

Diaz, A., M. R. Laufer, L.L. Breech, «Menstruation in girls and adolescents: using the menstrual cycle as a vital sign», *Pediatrics*, 2006, 118(5), pp. 2.245-2.250. https://pubmed.ncbi.nlm.nih.gov/17079600/

Drago, S., R. El Asmar, M. Di Pierro, *et al.*, «Gliadin, zonulin and gut permeability: Effects on celiac and non-celiac intestinal mucosa and intestinal cell lines», *Scand J Gastroenterol*, 2006, 41(4), pp. 408-419. https://pubmed.ncbi.nlm.nih.gov/16635908/

Duleba, A. J., A. Dokras, «Is PCOS an inflammatory process?», *Fertility and Sterility*, volumen 97, número 1, pp. 7 – 12. https://doi.org/10.1016/j.fertnstert.2011.11.023

Dun, E. C., K. A. Kho, V. V. Morozov, S. Kearney, J. L. Zurawin, C. H. Nezhat, «Endometriosis in adolescents», *JSLS*, 2015, 19(2). https://www.ncbi.nlm.nih.gov/pmc/articles/PMC4432718/

Duval, F., F. González, H. Rabia, «Neurobiología del estrés», *Revista chilena de neuro-psiquiatría*, 2010, 48(4), pp. 307-318. https://dx.doi.org/10.4067/S0717-92272010000500006

Ebbeling, C. B., A. Knapp, A. Johnson, *et al.*, «Effects of a low-carbo-hydrate diet on insulin-resistant dyslipoproteinemia-a randomized controlled feeding trial», *The American Journal of Clinical Nutrition*, 2022, 115(1), pp. 154-162. https://pubmed.ncbi.nlm.nih.gov/34582545/

Eisenberg, V.H., M. Zolti, D. Soriano, «Is there an association between autoimmunity and endometriosis?», *Autoimmun Review*, 2012, 11(11), pp. 806-814. https://pubmed.ncbi.nlm.nih.gov/22330229/

Fasano, A., «Leaky gut and autoimmune diseases», *Clinical Reviews in Allergy & Immunology*, 2012, 42(1), pp. 71-78. https://pubmed.ncbi.nlm.nih.gov/22109896/

Fasano, A., T. Not, W. Wang, *et al.*, «Zonulin, a newly discovered modulator of intestinal permeability, and its expression in coeliac disease», *Lancet*, 2000, 355(9214), pp. 1.518-1.519. https://pubmed.ncbi.nlm.nih.gov/10801176/

Finn, C. A., «Why do women menstruate? Historical and evolutionary review», *European Journal of Obstetrics and Gynecology and Reproductive Biology*, volumen 70, número 1, pp. 3-8. https://www.ejog.org/article/S0301-2115(96)02565-1/pdf

Fröhlich, E., R. Wahl, «Microbiota and Thyroid Interaction in Health and Disease», *Trends in Endocrinology & Metabolism*, 2019, 30(8), pp. 479-490. https://pubmed.ncbi.nlm.nih.gov/31257166/

Fromm, E., *El arte de amar*, Barcelona, Ediciones Paidós Ibérica, 2016.

Ghosh, S., S. Chaudhuri, V. K. Jain, K. Aggarwal, «Profiling and hormonal therapy for acne in women», *Indian J Dermatol*, 2014, 59(2), pp. 107-115. https://www.ncbi.nlm.nih.gov/pmc/articles/PMC3969667/

Gierach, M., J. Gierach, R. Junik, «Insulin resistance and thyroid disorders», *Endokrynol Pol.*, 2014, 65(1), pp. 70-76. https://pubmed.ncbi.nlm.nih.gov/24549605/

Giles, D. E., S. L. Berga, «Cognitive and psychiatric correlates of functional hypothalamic amenorrhea: a controlled comparison», *Fertil Steril*, 1993, 60(3), pp. 486-492. https://pubmed.ncbi.nlm.nih.gov/8375531/

Gomes-Lima, C., L. Wartofsky, K. Burman, «Can Reverse T3 Assay Be Employed to Guide T4 vs. T4/T3 Therapy in Hypothyroidism?», *Front Endocrinol (Lausanne)*, 2019, 10, p. 856. https://www.ncbi.nlm.nih.gov/pmc/articles/PMC6917573/

Grimalt, F., J. A. Cotterill, *Dermatología y psiquiatría*, Madrid, Biblioteca Aula Médica, 2002.

Gude, D., «Thyroid and its indispensability in fertility», *Journal of Human Reproductive Sciences,* 2011, 4(1), pp. 59-60. https://www.ncbi.nlm.nih.gov/pmc/articles/PMC3136077/

Halperin, I., M. J. Martínez de Osaba, «Evaluation of hypothalamic-pituitary-adrenal function in adrenal failure», *Revista Endocrinología y Nutrición de la Sociedad Española de Endocrinología y Nutrición (SEEN) y de la Sociedad Española de Diabetes (SED)*, volumen 46, número 8. https://www.elsevier.es/es-revista-endocrinologia-nutricion-12-articulo-valoracion-funcion-hipotalamo-hipofiso-suprarrenal-insuficiencia-suprarrenal-8619

He, Y., X. Jin, H. Wang, *et al.*, «The emerging role of the gut microbiome in polycystic ovary syndrome», *F&S Reviews*, 2021, volumen 2, número 3. https://doi.org/10.1016/j.xfnr.2021.03.003

Henmi, H., T. Endo, Y. Kitajima, *et al.*, «Effects of ascorbic acid supplementation on serum progesterone levels in patients with a luteal phase defect», *Fertility and Sterility*, volumen 80, número 2, pp. 459-461. https://www.fertstert.org/article/S0015-0282(03)00657-5/fulltext

Hill, E. E., E. Zack, C. Battaglini, M. Viru, A. Viru, A. C. Hackney, «Exercise and circulating cortisol levels: the intensity threshold effect», *Journal of Endocrinol Investigation*. 2008, 31(7), pp. 587-591. https://pubmed.ncbi.nlm.nih.gov/18787373/

Holzer, P., F. Reichmann, A. Farzi, «Neuropeptide Y, peptide YY and pancreatic polypeptide in the gut–brain axis», 2012, volumen 46, número 6, 2012. https://doi.org/10.1016/j.npep.2012.08.005

Huhmann, K., «Menses Requires Energy: A Review of How Disordered Eating, Excessive Exercise, and High Stress Lead to Menstrual Irregularities», *Clinical Therapeutics,* 2020, 42(3), pp. 401-407. https://pubmed.ncbi.nlm.nih.gov/32139174/

Ibarra, E., «Una Nueva Definición de "Dolor": Un Imperativo de Nuestros Días», 206, *Revista de la Sociedad Española del Dolor,* 13(2), pp. 65-72. http://scielo.isciii.es/scielo.php?script=sci_arttext&pid=S1134-80462006000200001&lng=es&tlng=es.

Iglesias-Benavides, J. L., «Menstruation: A matter of the moon, poisons and flowers», *Revista Medicina Universitaria Universidad Autónoma de Nuevo León,* volumen 11, número 45. https://www.elsevier.es/en-revista-medicina-universitaria-304-articulo-la-menstruacion-un-asunto-sobre-X1665579609481166

Ilie, I. R., «Chapter Four - Neurotransmitter, neuropeptide and gut peptide profile in PCOS-pathways contributing to the pathophysiology, food intake and psychiatric manifestations of PCOS», *Elsevier,* 2020, volumen 96. https://doi.org/10.1016/bs.acc.2019.11.004

Jabrocka-Hybel, A., A. Skalniak, J. Piątkowski, D. Pach, A. Hubalewska-Dydejczyk, «How far are we from understanding the genetic basis of Hashimoto's thyroiditis?», *International Reviews of Immunology,* 2013, 32(3), pp. 337-354. https://pubmed.ncbi.nlm.nih.gov/23617710/

Jahn, G. A., P. B. Navas López, M. B. Hapon, «Efectos de las hormonas tiroideas sobre la función ovárica», *Revista de la Sociedad Argentina de Endocrinología Ginecológica y Reproductiva,* 2010, volumen 17, número 2, pp. 11-17. https://ri.conicet.gov.ar/handle/11336/80515

Jamilian, M., S. Mansury, F. Bahmani, Z. Heidar, E. Amirani, Z. Asemi, «The effects of probiotic and selenium co-supplementation on parameters of mental health, hormonal profiles, and biomarkers of inflammation and oxidative stress in women with polycystic ovary syndrome», *Journal of Ovarian Research*, 2018, 11(1), p. 80. https://pubmed.ncbi.nlm.nih.gov/30217229/

Jefferys, A., «Thyroid dysfunction and reproductive health», *The Obstetrician & Gynaecologist*, 2015, 17, pp. 39-45. https://doi.org/10.1111/tog.12161

Kachuei, M., F. Jafari, A. Kachuei, A. H. Keshteli, «Prevalence of autoimmune thyroiditis in patients with polycystic ovary syndrome», *Archives of Gynecology and Obstetrics*, 2012, volumen 285, pp. 853-856. http://dx.doi.org/10.1007/s00404-011-2040-5

Kumar, A., K. Srivastava, «Cultural and social practices regarding menstruation among adolescent girls», *Social Work in Public Health*, 2011, 26(6), pp. 594-604. https://doi.org/10.1080/19371918.2010.525144

Kanherkar, R. R., S. E. Stair, N. Bhatia-Dey, P. J. Mills, D. Chopra, A. B. Csoka, «Epigenetic Mechanisms of Integrative Medicine», *Evidence-based complementary and alternative medicine: eCAM*, 2017. https://doi.org/10.1155/2017/4365429

Kazaks, A., J. S. Stern, *Nutrition and Obesity: Assessment, Management and Prevention*, Jones and Bartlett Publishers, 2012.

Kelly, D., T. King, R. Aminov, «Importance of microbial colonization of the gut in early life to the development of immunity», *Mutation research*, 2007, 622(1-2), pp. 58-69. https://doi.org/10.1016/j.mrfmmm.2007.03.011

Kiesner, J., T. Eisenlohr-Moul, J. Mendle, «Evolution, the Menstrual Cycle, and Theoretical Overreach», *Perspectives on psychological science: a journal of the Association for Psychological Science*, 15(4), pp. 1.113-1.130. https://doi.org/10.1177/1745691620906440

Knezevic, J., C. Starchl, A. Tmava Berisha, K. Amrein, K, «Thyroid-Gut-Axis: How Does the Microbiota Influence Thyroid Function?», *Nutrients*, 2020, 12(6), p. 1.769. https://doi.org/10.3390/nu12061769

Kong, S., Y. H. Zhang, C. F. Liu, I. Tsui, Y. Guo, B. B. Ai, F. J. Han, «The complementary and alternative medicine for endometriosis: a review of utilization and mechanism», *Evidence-based complementary and alternative medicine: eCAM*, 2014. https://doi.org/10.1155/2014/146383

Kuijpens, J. L., H. L. Vader, H. A. Drexhage, W. M. Wiersinga, M. J. van Son, V. J. Pop, «Thyroid peroxidase antibodies during gestation are a marker for subsequent depression postpartum», *European journal of endocrinology*, 2001, 145(5), pp. 579-584. https://doi.org/10.1530/eje.0.1450579

Kwa, M., C. S. Plottel, M. J. Blaser, S. Adams, «The Intestinal Microbiome and Estrogen Receptor-Positive Female Breast Cancer», *Journal of the National Cancer Institute*, 2016, 108(8), djw029. https://doi.org/10.1093/jnci/djw029

Learoyd, D. L., H. Y. Fung, A. M. McGregor, «Postpartum thyroid dysfunction», *Thyroid: official journal of the American Thyroid Association*, 1992, 2(1), pp. 73-80. https://doi.org/10.1089/thy.1992.2.73

Legro, R. S., «Insulin resistance in women's health: why it matters and how to identify it», *Current opinion in obstetrics & gynecology*, 2009, 21(4), pp. 301-305. https://doi.org/10.1097/GCO.0b013e32832e07d5

León-Pedroza, J. I., L. A. González-Tapia, E. del Olmo-Gila, *et al.*, «Low-grade systemic inflammation and the development of metabolic diseases: from the molecular evidence to the clinical practice», *Cirugía y Cirujanos*, 2015, volumen 83, número 6. https://doi.org/10.1016/j.circir.2015.05.041

Liu, R., C. Zhang, Y. Shi, *et al.*, «Dysbiosis of Gut Microbiota Associated with Clinical Parameters in Polycystic Ovary Syndrome», *Fron-

tiers in Microbiology, 2017, volumen 8. https://www.frontiersin. org/articles/10.3389/fmicb.2017.00324/full

Liu, S., L. Liu, D. Luo, Y. Su, C. Yu, Q. Guan, «Gut Microbiome: A Potential Controller of Androgen- Modulated Disease», *The Journal of Alternative and Complementary Medicine*, 2021, 6(1). https://irispublishers.com/ojcam/fulltext/gut-microbiome-a-potential-controller-of-androgen-modulated-disease.ID.000628.php

Makki, K., E. C. Deehan, J. Walter, F. Bäckhed, «The Impact of Dietary Fiber on Gut Microbiota in Host Health and Disease», *Cell host & microbe*, 2018, 23(6), pp. 705-715. https://doi.org/ 10.1016/j.chom.2018.05.012

Marcus, M. D., T. L. Loucks, S. L. Berga, «Psychological correlates of functional hypothalamic amenorrhea», *Fertility and sterility*, 2001, 76(2), pp. 310-316. https://doi.org/10.1016/s0015-0282 (01)01921-5

Michnovicz, J. J., H. L. Bradlow, «Altered estrogen metabolism and excretion in humans following consumption of indole-3-carbinol», *Nutrition and cancer*, 1991, 16(1), pp. 59-66. https://doi. org/10.1080/01635589109514141

Mikhael, S., A. Punjala-Patel, L. Gavrilova-Jordan, «Hypothalamic-Pituitary-Ovarian Axis Disorders Impacting Female Fertility», *Biomedicines*, 2019, 7(1), 5. https://doi.org/10.3390/biomedicines 7010005

Mills, S., C. Stanton, J. A. Lane, G. J. Smith, R. P.Ross, «Precision Nutrition and the Microbiome, Part I: Current State of the Science», *Nutrients*, 2019, 11(4), p. 923. https://doi.org/10.3390/nu11 040923

Mnif, W., A. I. Hassine, A. Bouaziz, A. Bartegi, O. Thomas, B. Roig, «Effect of endocrine disruptor pesticides: a review», *International journal of environmental research and public health*, 2011, 8(6), pp. 2.265-2.303. https://doi.org/10.3390/ijerph8062265

Monda, V., I. Villano, A. Messina, A. Valenzano, T. Esposito, F. Moscatelli, A. Viggiano, G. Cibelli, S. Chieffi, M. Monda, G. Messina,

«Exercise Modifies the Gut Microbiota with Positive Health Effects», *Oxidative medicine and cellular longevity*, 2017. https://doi.org/10.1155/2017/3831972

Morselli, E., R. S. Santos, S. Gao, Y. Ávalos, A. Criollo, B. F. Palmer, D. J. Clegg, «Impact of estrogens and estrogen receptor-α in brain lipid metabolism», *American journal of physiology. Endocrinology and metabolism*, 2018, 315(1), E7–E14. https://doi.org/10.1152/ajpendo.00473.2017

Obri, A., D. Serra, L. Herrero, P. Mera, «The role of epigenetics in the development of obesity», *Biochemical Pharmacology*, 2020, volumen 177. (https://www.sciencedirect.com/science/article/pii/S000629522030201X)

Orouji Jokar, T., L. T. Fourman, H. Lee, K. Mentzinger, P. K. Fazeli, «Higher TSH Levels Within the Normal Range Are Associated With Unexplained Infertility», *The Journal of clinical endocrinology and metabolism*, 2018, 103(2), pp. 632-639. https://doi.org/10.1210/jc.2017-02120

Pappas, A., «The relationship of diet and acne: A review», *Dermato-endocrinology*, 2009, 1(5), pp. 262-267. https://doi.org/10.4161/derm.1.5.10192

Patel, S., A. Homaei, A. B. Raju, B. R. Meher, «Estrogen: The necessary evil for human health, and ways to tame it», *Biomedicine & pharmacotherapy = Biomedecine & pharmacotherapie*, 2018, 102, pp. 403-411. https://doi.org/10.1016/j.biopha.2018.03.078

Patel, S., «Polycystic ovary syndrome (PCOS), an inflammatory, systemic, lifestyle endocrinopathy», *The Journal of steroid biochemistry and molecular biology*, 2018, 182, pp. 27-36. https://doi.org/10.1016/j.jsbmb.2018.04.008

Petersen, K. F., S. Dufour, D. B. Savage, S. Bilz, G. Solomon, S. Yonemitsu, G. W. Cline, D. Befroy, L. Zemany, B. B. Kahn, X. Papademetris, D. L. Rothman, G. I. Shulman, «The role of skeletal muscle insulin resistance in the pathogenesis of the metabolic syndrome», *Procee-*

dings of the National Academy of Sciences of the United States of America, 2017, 104(31), pp. 12.587-12.594. https://doi.org/10.1073/pnas.0705408104

Petersen, M. C., G. I. Shulman, «Mechanisms of Insulin Action and Insulin Resistance», *Physiological reviews*, 2018, 98(4), pp. 2.133-2.223. https://doi.org/10.1152/physrev.00063.2017

Poppe, K., B. Velkeniers, D. Glinoer, «Thyroid disease and female reproduction. *Clinical endocrinology*, 2007, 66(3), pp. 309-321. https://doi.org/10.1111/j.1365-2265.2007.02752.x

Porchia, L. M., S. C. Hernandez-Garcia, M. E. Gonzalez-Mejia, E. López-Bayghen, «Diets with lower carbohydrate concentrations improve insulin sensitivity in women with polycystic ovary syndrome: A meta-analysis», *European journal of obstetrics, gynecology, and reproductive biology*, 2020, 248, pp. 110-117. https://doi.org/10.1016/j.ejogrb.2020.03.010

Prior, J. C., M. Naess, A. Langhammer, S. Forsmo, «Ovulation Prevalence in Women with Spontaneous Normal-Length Menstrual Cycles - A Population-Based Cohort from HUNT3, Norway», *PloS one*, 2015, 10(8). https://doi.org/10.1371/journal.pone.0134473

Proctor, M., P. A. Murphy, H. M. Pattison, J. A. Suckling, C. Farquhar, «Behavioural interventions for dysmenorrhea», *Cochrane Database of Systematic Reviews*, 2007, número 3, artículo CD002248.

Qi, X., C. Yun, Y. Pang, J. Qiao, «The impact of the gut microbiota on the reproductive and metabolic endocrine system», *Gut microbes*, 2021, 13(1), pp. 1-21. https://doi.org/10.1080/19490976.2021.1894070

Restrepo, C. G. A., (2010). «Endometriosis, endometría e infertilidad», *Revista Med*, 2010, 18(2), pp. 197-209. http://www.scielo.org.co/scielo.php?script=sci_arttext&pid=S0121-525620 10000200006&lng=en&tlng=es.

Ramos, P., K. Fabiene, L. A. da Silva Lara, G. S. Kogure, *et al.*, «Quality of Life in Women with Polycystic Ovary Syndrome after a Program of Resistance Exercise Training», *Revista Brasileira de Gine-*

cologia e Obstetrícia, 2016, 38(07), pp. 340-347. https://www.thieme-connect.com/products/ejournals/html/10.1055/s-0036-1585457

Rodríguez González, J. C., I. R. Guerra, «El sistema citocromo P450 y el metabolismo de xenobióticos», *Revista Cubana de Farmacia*, 2014, 48(3), pp. 495-507. Recuperado en 16 de febrero de 2022, de http://scielo.sld.cu/scielo.php?script=sci_arttext&pid=S0034-75152014000300015&lng=es&tlng=es.

Sacco, K., M. Portelli, J. Pollacco, P. Schembri-Wismayer, J. Calleja-Agius, «The role of prostaglandin E2 in endometriosis», *Gynecological endocrinology: the official journal of the International Society of Gynecological Endocrinology*, 2012, 28(2), pp. 134-138. https://doi.org/10.3109/09513590.2011.588753

Ajmani, N. S., V. Sarbhai, N. Yadav, M. Paul, A. Ahmad, A. K. Ajmani, «Role of Thyroid Dysfunction in Patients with Menstrual Disorders in Tertiary Care Center of Walled City of Delhi», *Journal of obstetrics and gynaecology of India*, 2016, 66(2), pp. 115-119. https://doi.org/10.1007/s13224-014-0650-0

Scott Roseff, M. M., «Inositol Treatment for PCOS Should Be Science-Based and Not Arbitrary», *International Journal of Endocrinology*, 2020, volumen 2020, artículo ID 6.461.254, 8 páginas. https://doi.org/10.1155/2020/6461254

Selva, D. M., G. L. Hammond, «Thyroid hormones act indirectly to increase sex hormone-binding globulin production by liver via hepatocyte nuclear factor-4α», *Journal of Molecular Endocrinology*, 2009, 43(1), pp. 19-27. https://jme.bioscientifica.com/view/journals/jme/43/1/19.xml

Bergman, Å., J. H. Jerrold, S. Jobling, K. A. Kidd, R. T. Zoeller, «State of the science of endocrine disrupting chemicals», *World Health Organization, United Nations Environment Programme, Inter-Organization Programme for the Sound Management of Chemical*, 2012. https://apps.who.int/iris/bitstream/handle/10665/78102/WHO_HSE_PHE_IHE_2013.1_eng.pdf

Stocker, R. K., E. Reber Aubry, L. Bally, J. M. Nuoffer, Z. Stanga, «Ketogene Diät: evidenzbasierte therapeutische Anwendung bei endokrinologischen Erkrankungen [Ketogenic Diet and its Evidence-Based Therapeutic Implementation in Endocrine Diseases]», *Praxis*, 2019, 108(8), pp. 541-553. https://doi.org/10.1024/1661-8157/a003246

Surwit, R. S., M. S. Schneider, M. N. Feinglos, «Stress and diabetes mellitus», *Diabetes care*, 1992, 15(10), pp. 1.413-1.422. https://doi.org/10.2337/diacare.15.10.1413

Torres Vela, E., «Alteración de la función gónadas en las enfermedades crónicas», *Endocrinología y Nutrición*, 2008, volumen 55, número 7, pp. 279-82.

Toulis, K. A., D. G. Goulis, C. A. Venetis, E. M. Kolibianakis, R. Negro, B. C. Tarlatzis, I. Papadimas, «Risk of spontaneous miscarriage in euthyroid women with thyroid autoimmunity undergoing IVF: a meta-analysis», *European journal of endocrinology*, 2010, 162(4), pp. 643-652. https://doi.org/10.1530/EJE-09-0850

Tremellen, K., K. Pearce, «Dysbiosis of Gut Microbiota (DOGMA)–a novel theory for the development of Polycystic Ovarian Syndrome», *Medical hypotheses*, 2012, 79(1), 104-112. https://doi.org/10.1016/j.mehy.2012.04.016

Trenti, A., S. Tedesco, C. Boscaro, L. Trevisi, C. Bolego, A. Cignarella, «Estrogen, Angiogenesis, Immunity and Cell Metabolism: Solving the Puzzle», *International journal of molecular sciences*, 2015, 19(3), p. 859. https://doi.org/10.3390/ijms19030859

Tsigos, C., G. P. Chrousos, «Hypothalamic-pituitary-adrenal axis, neuroendocrine factors and stress», *Journal of psychosomatic research*, 2002, 53(4), pp. 865-871. https://doi.org/10.1016/s0022-3999(02)00429-4

Tsintavis, P., S. K. Papadopoulou, D. Kourtidou, T. Kalogerakou, «The connection between gluten, zonulin and intestinal permeability in disease», 2019. https://www.researchgate.net/publication/336

854869_The_connection_between_gluten_zonulin_and_intestinal_permeability_in_disease

Uhde, M., M. Ajamian, G. Caio, R. De Giorgio, A. Indart, P. H. Green, E. C. Verna, U. Volta, A. Alaedini, «Intestinal cell damage and systemic immune activation in individuals reporting sensitivity to wheat in the absence of coeliac disease», *Gut*, 2016, 65(12), pp. 1.930-1.937. https://doi.org/10.1136/gutjnl-2016-311964

Unluhizarci, K., Z. Karaca, F. Kelestimur, «Role of insulin and insulin resistance in androgen excess disorders», *World journal of diabetes*, 2021, 12(5), pp. 616-629. https://doi.org/10.4239/wjd.v12.i5.616

Venkatasamy, V. V., S. Pericherla, S. Manthuruthil, S. Mishra, R. Hanno, «Effect of Physical activity on Insulin Resistance, Inflammation and Oxidative Stress in Diabetes Mellitus», *Journal of clinical and diagnostic research: JCDR*, 2013, 7(8), pp. 1.764-1.766. https://doi.org/10.7860/JCDR/2013/6518.3306

Vigil, P., C. Lyon, B. Flores, H. Rioseco, F. Serrano, «Ovulation, a sign of health», *The Linacre quarterly*, 2017, 84(4), pp. 343-355. https://doi.org/10.1080/00243639.2017.1394053

Walaszek, Z., «Potential use of d-glucaric acid derivatives in cancer prevention», 1990, volume 54, números 1-2, ISSN 0304-3835. https://www.sciencedirect.com/science/article/pii/030438359090083A)

Walters, K. A., V. Rodríguez Paris, A. Aflatounian, D. J. Handelsman, «Androgens and ovarian function: translation from basic discovery research to clinical impact», *Journal of Endocrinology*, 2019, 242(2), R23-R50. https://joe.bioscientifica.com/view/journals/joe/242/2/JOE-19-0096.xml

Wang, Y., K. Nicholes, S. Ie-Ming, «The Origin and Pathogenesis of Endometriosis», *Annual Review of Pathology: Mechanisms of Disease*, 2020, 15, pp.71-95. http://fisiogenomica.com/assets/Blog/pdf/Annualreviewendometriosis.pdf

Weinhold, B., «Epigenetics: the science of change», *Environmental health perspectives*, 2006, 114(3), A160–A167. https://doi.org/10.1289/ehp.114-a160

Weschler, T., *Tu fertilidad*, Barcelona, Obelisco, 2020.

Whirledge, S., J. A. Cidlowski, «Glucocorticoids, stress, and fertility», *Minerva endocrinologica*, 2010, 35(2), pp. 109-125. https://pubmed.ncbi.nlm.nih.gov/20595939/

Yeung, E. H., C. Zhang, S. L. Mumford, A. Ye, M. Trevisan, L. Chen, R. W. Browne, J. Wactawski-Wende, E. F. Schisterman, «Longitudinal study of insulin resistance and sex hormones over the menstrual cycle: the BioCycle Study», *The Journal of clinical endocrinology and metabolism*, 2010, 95(12), pp. 5.435-5.442. https://doi.org/10.1210/jc.2010-0702

Yu, Q., W. Jin-Bei, «Subclinical Hypothyroidism in PCOS: Impact on Presentation, Insulin Resistance, and Cardiovascular Risk», *BioMed Research International*, 2016, volumen 2016, artículo ID 2067087, p. 7. https://doi.org/10.1155/2016/2067087

Zhang, X., Y. Zheng, Y. Guo, Z. Lai, «The Effect of Low Carbohydrate Diet on Polycystic Ovary Syndrome: A Meta-Analysis of Randomized Controlled Trials», *International journal of endocrinology*, 2019, 4.386.401. https://doi.org/10.1155/2019/4386401

Zmora, N., G. Zilberman-Schapira, J. Suez, U. Mor, M. Dori-Bachash, S. Bashiardes, E. Kotler, M. Zur, D. Regev-Lehavi, R. B. Brik, S. Federici, Y. Cohen, R. Linevsky, D. Rothschild, A. E. Moor, S. Ben-Moshe, A. Harmelin, S. Itzkovitz, N. Maharshak, O. Shibolet, E. Elinav, «Personalized Gut Mucosal Colonization Resistance to Empiric Probiotics Is Associated with Unique Host and Microbiome Features», *Cell*, 2018, 174(6), pp. 1.388-1.405. https://doi.org/10.1016/j.cell.2018.08.041

«What is NIEHS research telling us about endocrine disruptors?», https://www.niehs.nih.gov/research/programs/endocrine/index.cfm

Agradecimientos

A mis padres, por invitarme a este mundo y por estar siempre de la mejor manera que saben. Por pulirme y ayudarme a ser la mujer en la que me he convertido.

A Patricia Córdoba, mi psicóloga y mentora, porque más allá del epílogo, su esencia está en cada una de mis palabras. Ella forma parte de mi evolución como persona.

A la doctora Miriam Al Adib, la ginecóloga rebelde, por su amistad, por nuestras charlas con audios interminables y por el lujo de contar con su prólogo.

A Marimer, porque nuestra conexión es de otro mundo y es de esas personas mágicas que siempre están ahí.

A mis gatas, por su compañía y apoyo incondicional, por mostrarme otra forma de amar.

A cada una de mis pacientes, con las que pude conectar y con las que no, porque todas enriquecen mi experiencia y mi capacidad de mejora.

Al Equipo Rojo, mis chicas, mi familia elegida. Davi, Vicky, Clara, Alba, Miriam, Paloma, Paula, Ivonne, Saioa y Olga. Gracias por vuestra dedicación diaria y por acompañarme en la —a veces— tan difícil cruzada de ayudar a mujeres.

A Raquel, Mer, Lucía, Saioa y Tocaya, por dar voz a muchas mujeres en los testimonios de este libro.

A mi amiga María, la Entrenatriz, porque nos queremos con nuestras rarezas y nos hablamos en silencio.

A Julia, que siempre está a mi lado.

A todas las ginecólogas admirables con las que tengo el placer de compartir pacientes y amistad.

A todas las personas que siempre han creído en mí.

A mis enemigos, que me han hecho más fuerte.

A todas mis compañeras de profesión, a las que estaban antes que yo, a las que están y a las que estarán. Estamos consiguiendo algo bonito y necesario.

A mi editora, por ver un «qué sé yo» en mí que yo no entiendo aún, y al grandísimo grupo editorial que hay detrás.

Y, por supuesto, a tod@s l@s profesionales de l@s que aprendo cada día.

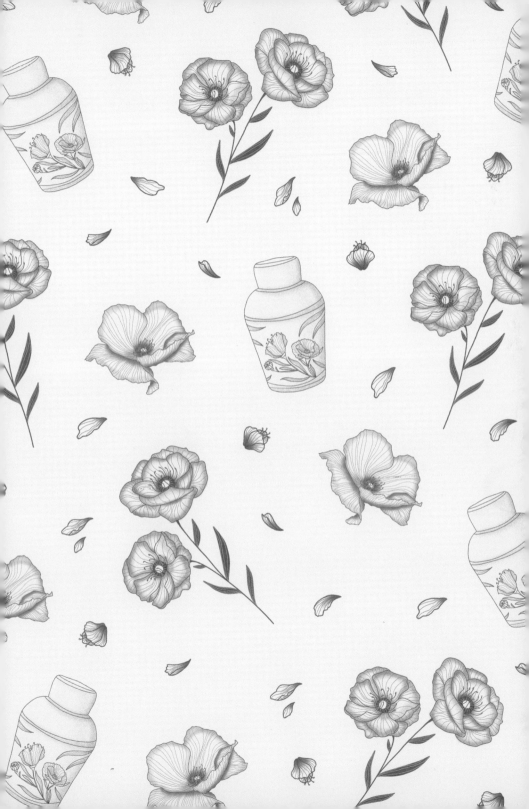